リカバリーをめざす
統合失調症の認知行動療法ワークブック
―― 私の「ふつう」を取り戻すための技法を学ぶ ――

著
ダグラス・ターキングトン ら

訳
菊池安希子，佐藤美奈子

星 和 書 店

Seiwa Shoten Publishers

2-5 Kamitakaido 1-Chome
Suginamiku Tokyo 168-0074, Japan

Back to Life, Back to Normality

Cognitive Therapy, Recovery
and Psychosis

by

Douglas Turkington et al.

Translated from English

by

Akiko Kikuchi, Ph.D.

Minako Sato

English Edition Copyright © 2009 by D. Turkington, D. Kingdon, S. Rathod, S. K. J. Wilcock,
A. Brabban, P. Cromarty, R. Dudley, R. Gray, J. Pelton, R. Siddle and P. Weiden
Published in the United States of America by Cambridge University Press, New York
Japanese Edition Copyright © 2016 by Seiwa Shoten Publishers, Tokyo

はじめに

　統合失調症などの精神病に対する認知療法（CT）は、この10年間に劇的に成長、発展し進歩してきました。英国においては、国立医療技術評価機構（NICE, 2002）が、CTは、統合失調症をもつ人々、特に、幻覚や妄想が持続し、病識が欠如している人、および抗精神病薬の効果が乏しい人に適している、と推奨しています。しかし、精神病の認知療法に対する関心は、英国内に留まりません。アメリカ合衆国、カナダ、オランダ、およびオーストラリアでも、この領域の研究プログラムがよく確立していますし、ブラジル、ドイツ、日本、北欧、およびスペインにおいても、このアプローチに対する興味が、増大しつつあります。

　残念ながら、興味が増大しているにもかかわらず、CTの訓練を受けたセラピストが不足していることが原因で、精神病に苦しむ人たちによるCTの利用は、大幅に制限されてしまっています。そこで、Turkingtonらによる本書は、精神病の自己マネージメントに関するガイダンスを提供することにより、このギャップを埋めるための橋渡しを試みます。とりわけ、精神病に苦しむ方々と彼らを介護する方々を念頭に置いて書かれていますから、本書を読むことで、精神病を経験している方々や介護者の方々は、精神病のCTについての基本的な概念を理解していただけるのではないかと思います。

　本書には、常識的な知恵に基づく情報が詰まっています。それらは、適用されれば、力を発揮し始めることでしょう。現在に至るまで、精神病の症状に苦しむ人たちや、彼らを介護する人たち、友人、同僚たちが、自分自身を、あるいは精神病をもつ愛する人を助ける方法を何とかして見つけようとしても、精神病の教科書を参照するという選択肢しかありませんでした。本書は、介護をする人たちのためにわかりやすく、実用的なガイダンスを提供します。何を言ったらいいのか、そして何をしたらいいのか、分かりやすく伝えていきます。本書の目的は、精神病がどのようにして始まり、何が症状を悪化させたり、再発の可能性を高めてしまうかについて、介護をする人たちの理解を高めることです。また、どうすれば症状を安定

させ、再発を遅らせ、あるいは防ぐことができるかを学べます。精神病とは稀な病気ではなく、ごく一般的なものであり、また、CTを用いることで以前の生活を取り戻すことができることを実例を挙げて示していきます。

　加えて、本書は、統合失調症をもつ患者さんに関わる精神保健の専門家たちにとって、素晴らしいリソースとなるでしょう。今、実施中の精神病の認知療法を支援するために利用可能なだけではありません。さまざまな状況で、訓練された認知療法セラピストにかかる前に、このアプローチを患者さんに紹介したいと望んでいる臨床家が利用することもできます。本書は、精神保健の専門家が、たとえ比較的短期の治療期間であっても、用いることができます。個別の章を取り出して、精神病を経験している人に読んでもらい、順をおって話しあってもよいでしょう。本書には、自分の場合をふり返ったり、コメントを書くためのスペースがあり、患者さんが自分の症状を理解し、自身の信念と感情を探究し、対処の仕方についてじっくりと考えるのに役立つ演習が紹介されています。

　私は、本書を個人的に支持し、推奨できることを誇りに思います。著者らは、精神病のCTに長い経験をもつ者たちであり、その経験をすべての方々に利用していただけるよう、こうして今、テキストを執筆したのです。

アーロン・T・ベック, M.D.
米国ペンシルバニア州フィラデルフィア
ペンシルバニア大学精神医学部
精神科教授

参考文献

National Institute for Health and Clinical Excellence (2002). Clinical Guideline 1. Schizophrenia: core interventions in the treatment and management of schizophrenia in primary and secondary care. London: NICE.

謝　辞

　第一に、現在精神病を患っていらっしゃるすべての方々に、みなさんが私たちに教えてくださったありとあらゆることについて、お礼を申し上げたいと思います。また、介護者や友人の方々にも感謝しています。メンタルヘルスサービスは、これまで、精神病からの回復の道のりにおいて、共に取り組む協力者としての介護者や友人の方々の潜在的役割を、必ずしも常に認めてきたわけではありませんでした。しかし彼らは、そんなサービスに対して、非常に長い間、これほどまでに忍耐強く、敬意を示してきてくれました。Marius Romme と Sandra Escher に、お礼を申しあげます。彼らは、ヒアリング・ヴォイシズ・ネットワークの設立を通し、精神病の汚名返上に向けた動きをスタートさせてくれました。

　アーロン・ベックの大発明ともいえる認知療法（CT）は、イギリスの治療者によって磨きをかけられ、精神病症状を抱える患者さんに、適用されるようになりました。時を同じくして、1990 年代初期、何人かの英国の研究者が、CT の原則に基づき、実行可能な認知モデルと効果的な介入を発展させました。次の各地の方々にも、謝辞を申し上げなくてはなりません。バーミンガム（Max Brichwood、Val Drury、Peter Trower を含む）、イースト・アングリア（David Fowler）、グラスゴー（Andrew Gumley）、リバプール（Richard Bentall、Peter Kinderman）、ロンドン（Daniel Freeman、Phillipa Garety、Elizabeth Kuipers、Craig Steel、Emmanuelle Peters）、マンチェスター（Christine Barrowclough、Paul French、Gillian Haddock、Tony Morrison、Nick Tarrier）、ニューカッスル（Pauline Calcott、Steve Moorhead、Jan Scott）、サウサンプトン（Paul Chadwick）。

　国際的には、次の認知療法家の方々が、ご自身の分野における精神病サービスのための CT と研究プログラムを確立してくださいました。私たちは、彼らの見識と活力に感謝しています。オーストラリアでは、Pat McGorry、Alison Jung、Paddy Power が、早期介入プログラムのなかに CT を統合してくれました。ブラジルでは、Anna Maria Serra が、精神病

のCTのトレーニングワークショップを設立しました。カナダでは、トロントのJean Addingtonが、早期介入サービスのためのCTをマニュアル化しました。Neil Rectorは陰性症状のCTに取り組み、Tania Lecompteはマニュアル化された集団プログラムについて研究を行いました。中国では、Capitol UniversityのDr. Liが、統合失調症がある患者さんに精神科医がCTを用いた無作為化対照試験を行っています。ドイツでは、Tania Lincolnが、精神病に対するCTを研究しています。イタリアでは、Antonio Pintoが、クロザピンとCTを組み合わせることの利益を記述しました。オランダでは、Mark van Der Gaagが、精神病に対するCT介入を計画し、研究してきました。そしてアメリカでは、Neil Stollarが、生物学的モデルと認知モデルを統合するために取り組んでいます。Corinne Cather、David Penn、Eric Granholm、Yulia Landa、Paul Grant、Page Burkholderそして Mike Garrett は、それぞれの活動拠点において精神病のためのCTの理解と実践を進めています。

　メンタルヘルスの専門家は、これまで非常に長い間、しかも多くの場合、孤立して、多くの精神病患者さんを改善するために奮闘してきました。私たちは、これらすべての専門家の方々の功績に感謝しています。このテキストが彼らの活動を支える助けになればと願います。

　最後に、CTの父であり、私たちすべてを励ましてくれる人物、Aaron T. Beckに感謝しなければなりません。彼は、1952年に、CTを用いてパラノイアの患者さんの治療に成功したことを記した原著論文を書きました。Beck博士は、精神病に対するCTの実践を発展させ、毎年行われる精神病のCT会議において、別々に行われている一連の研究を統合するうえで、指導的役割を担い続けています。

参考文献

Beck, A.T. (1952). Successful outpatient psychotherapy of a chronic schizophrenic patient with a delusion based on borrowed guilt. *Psychiatry*, **15**, 305–12.

vii

も　く　じ

はじめに　iii
謝　　辞　v

序　章 ……………………………………………………………………………1

精神病とは？　1／リカバリーとは？　1／本書が執筆された理由とは？　1／介護者に一般的な自動思考　3／今、なぜ本書の執筆を？　8／本書は、その他に誰のために書かれたのでしょうか？　10／なぜ重篤な精神障害に対してCBTなのでしょうか？　10／CBTセラピストは、CBTについて本当はどう考えているのでしょうか？　10／では、CBTはどのようにして深刻な問題に役立つのでしょうか？　12／あなたは、自分のノイローゼについてどのような自動思考をもっていますか？　13／文化的、宗教的側面　14／ずばり本書は、誰のためにあるのでしょうか？　15／要約　16

第1章　いったいどこから始めたらいいのでしょうか？
　　　　（……こんなに問題が多くて、こんなに時間がないんです！）…17

概観　17／個人例　18／日記　19／ストレス　21／機能　24／症状　25／タイムライン　26／症例研究　28／文化的、宗教的側面　31／要約　32

第2章　正常って、何ですか？ ………………………………………… 33

概観　33／個人例　33／正常な思考と信念　36／正常な人々における声　42／正常な人々におけるパラノイア　44／到達点　47／文化的、宗教的側面　48／それでは、正常とは何なのでしょう？　48

第3章　パラノイアと異常な信念の理解 ……………………………… 51

概観　51／パラノイアとは何でしょうか？　52／正常な経験としてのパラノイア　53／パラノイア的思考は、どれほど一般的なのでしょうか？　55／パラノイアは、役に立つこともあります　57／パラノイアの否定的側面　58／パラノイアを理解する　59／恐怖症の例　61／パラノイアというのは、本当にそれほど奇妙なのでしょうか？　62／強力な固定観念（妄想）62／あなたはパラノイアに苦しんでいますか？　63／パラノイアと精神疾患　67／パラノイアの原因　68／生化学　68／ストレス　69／代わりとなる理解　74／自分自身を助ける　75／薬物療法　77／パラノ

イアに対する認知行動療法　77／行動に移す　82／自分に自信をつける　86／文化的・宗教的側面　88／要約　89

第4章　声··91

概観　91／声が聞こえることは、どれほど一般的なのでしょう？　93／声が聞こえることと精神病　94／声日記をつける　95／声日記への取り組み　100／他に誰か、あなたに聞こえている声が聞こえる人がいますか？　101／どのように説明されるでしょうか？　102／声が話をしているとき、私は、どのように感じているのだろう？　105／安全行動　108／より良いコーピング方略　109／自尊心を高める　111／自分自身について、何を信じたらよいでしょうか？　112／声が聞こえることの文化的、宗教的側面　113／要約　114

第5章　陰性症状を克服する····································117

概観　117／陰性症状とは何でしょうか？　118／陰性症状についての説明　118／あなたは、陰性症状を捉えていますか？　119／陰性症状と他の困難の識別：混乱の原因　120／陰性症状の原因　121／一次的な陰性症状：生物学的見解　121／二次的な陰性症状：心理学的見解　121／陰性症状があるとどうなるか　122／私の家族はどうなのでしょうか？　123／教育　124／タスクの階層化　125／活動スケジュール　126／留意点　130／文化的、宗教的側面　133／要約　133

第6章　錠剤と注射剤····································135

概要　135／薬物療法についての再考　136／精神科医、家庭医、および医療従事者への相談　138／私は何を知る必要がありますか？　143／精神病とは何でしょうか？　143／あなたはどのように考えますか？　145／標的症状　145／抗精神病薬とは何でしょうか？　147／錠剤と注射剤　149／抗精神病薬は、どのように作用するのでしょうか？　150／私は抗精神病薬をどのくらい長く服用する必要があるでしょう？　154／なぜ私は、薬を服用し続ける必要があるのですか？　154／自分が服用している抗精神病薬について考える　155／薬が効きません　158／抗精神病薬を服用することについて、人々はどう思っているのでしょうか？　159／抗精神病薬をやめることについて、人々はどう思っているのでしょうか？　159／正しい選択をする（抗精神病薬を服用し始める前に）　160／私はこの薬を飲み続けるのでしょうか？　160／抗精神病薬の副作用について大まかな指針　164／副作用の分類　166／事前に薬物療法について選択をする　171／文化的、宗教的側面　174／要約　174

もくじ　ix

第7章　なぜ私なの？　なぜ今なの？　認知的視点から脆弱性を理解する …………………………………………………………………… 177

概観　177／ストレス脆弱性モデル　178／中核信念またはスキーマ　181／早期の出来事とスキーマの発達　182／認知のゆがみ　185／条件つき信念　187／タイムライン：スキーマを決定する出来事を探る　190／否定的なスキーマを改善する　191

第8章　認知的アプローチを用いた、介護者の自助支援 ……………… 193

概観　193／介護者とはどのような人でしょうか？　195／介護者の役割　198／感情表出　199／症例研究　202／ストレス　210／ストレス・マネージメント　214／自助のための認知的アプローチ　215／文化的、宗教的側面　224／要約　225

第9章　体調を維持し、ぶり返しに対処する ……………………………… 227

概観　227／症例研究1　229／ぶり返しは、どれほど一般的なのでしょうか？　229／ぶり返しの原因は何でしょうか？　230／生物学的、心理学的、社会的：ストレス脆弱性要因　231／症例研究2　232／ストレス・マネージメント　234／あなたのハイリスク期間　235／あなたの早期警告サイン　236／症例研究3　238／文化的、宗教的側面　238／体調維持計画　239／マイナークライシス・プラン／再発ドリル　240／メジャークライシス・プラン　242／要約：体調維持計画　243

監訳者あとがき　246
索　　引　248

序章

Douglas Turkington & Peter Weiden

「私は、認知行動療法の面接を受けることを楽しみにしていました。ま
た、自分の症状について話をすることを実際、心待ちにしていまし
た。」（重篤なパラノイアを抱えるサービスユーザー）

精神病とは？

精神病、神経症、正常は、いずれもひとつのスペクトラム上にあります。
精神病性障害に陥ると、患者さんは、他の誰にも聞こえない声が聞こえた
り、他者にとっては間違いだと分かることを（本当だと）信じてしまう、
といった症状を経験します。精神病になると、物事を考え、集中するのが
困難になり、しばしば、動機づけに問題が生じます。治療が行われない場
合、自己管理、交友関係、および仕事といった社会機能が低下します。

リカバリーとは？

中期的にみると精神病の転帰は、ほどほどに良好です。リカバリーとは、
症状を克服できるようになること、すなわち誰にとっても達成可能な、最
適なレベルの社会行動に到達できるようになることを意味します。

本書が執筆された理由とは？

2000 年に、6 人の精神保健看護師が、統合失調症を抱える患者さんに認
知行動療法（CBT）を用いる訓練を受けました。これらの看護師は、
地域の精神保健チームに加わり、精神病症状がある 257 人の患者さんに
CBTを用いました。介護する人たちも、自宅でどのようにCBTを用いる
かについて訓練を受けました。この研究から得られた主な発見は、この新
しい取り組み方法が、患者さんからも、介護する方々からも同じくらい、

非常に高く評価されたということでした。一般的なフィードバックは、精神病を抱える人たちは、強い孤立感をもっていることが多いということでした。多くの場合、CBTセッションが始まる前は、薬物療法と、時おり支援的な訪問を受けているだけだったのです。サービスを受ける当事者と介護する者には、尋ねたい質問が非常にたくさんありました。しかし、単に以前は、質問できるような機会が、まったくなかったのです。CBT看護師は、最初、患者さんと介護者が自分たちの生活に起こっていることについてどのような視点や信念を抱いているのかに耳を傾けることに時間を費やしました。そしてしばしば新しい、時には有効な、洞察に達しました。その後、CBT看護師は、誰でもこのような恐ろしい経験をしうることを説明するために、ノーマライジングを用いました。たとえば、ある調査によると、5人に1人が最近、パラノイア^{訳注)}思考を経験していることを伝えたりしました。また、重篤な症状が改善可能であることや、多くの場合、それらの症状を持続させているのは何かを明らかにし、その上でそれについて何らかの手を打つことが可能であることも説明されました。看護師は、患者さんが、声や迫害の信念といった、恐ろしい症状と向き合い、実際に検証してみるよう、支援を試みました。その後、薬物療法の状況の理解、自己評価の改善、および再発防止計画の作成に努めました。セッションはすべて「協働working together」アプローチに基づいており、看護師とサービスユーザーの両方がホームワークを行い、状況のさらなる調査を試みました。このように一緒に状況を調査する仕方を、多くの患者さんは、これまでに自分が受けてきたなかで最高の支援形式であると感じ、不快な経験や感情を撃退し、より活動的で、充実した生活へと至ることができた、と述べています。

　　「誰かが私と一緒に腰を下ろし、私の問題に集中してくれたのは、これが初めてでした。」（サービスユーザー）

　精神病の症状について理解を深め、どうすれば助けとなることを言った

訳注）パラノイアとは、猜疑心（疑い深さ、かんぐる気持ち）から被害妄想までをさす用語です。（第3章参照）

り、したりできるかがわかるようになったことで、介護する人たちも同じくらい熱心になりました。介護している家族は、当初、このような恐ろしい症状に絶望的なまでに苦しんでいる本人をどのように助けたらいいのかについての指導が不足していると感じており、腹を立てていることが多かったのです。

　「どうしてこれまで、このようなサービスを利用できなかったのでしょう？」(憤慨する介護者)

　CBT看護師は多くの領域で心理教育と家族療法が不足していることについては、その通りであると認めることしかできませんでした。そしてまず、介護者のストレスを軽減するためにCBTを用いました。そのうえで病いを抱えた本人を助けるためのCBTの手順をねりあげ始めました。介護者は、多くの場合、心の中に次のような自動思考を抱いています[注1]。

介護者に一般的な自動思考

　「これは、私のせいだ。」
　「子どもの頃に私が、間違ったことをしてしまったのだ。」
　「私は、悪い母親／父親だ。」

または、
　「本人に道理をわからせ、このような状態から抜け出させるつもりだ。」
　「(本人は、) 良い仕事を見つけさえすればいいのだ。」
　「薬を飲まないなんて、そんなことがよくできるものだ……薬は、明らかに効くのに。」

　あなたが介護者であるならば、あなたが自分の状況について抱いている自動思考をここに記してください。

注1) 自動思考というのは、ひとつの情報が示されたときに真っ先に心に浮かぶ思考を表す。この思考は、ネガティブな性質のものであることも多い。

4

1.
....

....

2.
....

....

3.
....

　例に挙げた２つのタイプの思考は、いずれも、介護者にストレスと極度の疲労を経験させることになります。最初に挙げた思考のタイプは、介護者に悲しみと不安を引き起こし、結局、本人のために多くのことをし過ぎてしまいます。一方、２番目の思考のタイプは、欲求不満と怒りを引き起こします。そして本人を無理矢理健康に戻そうとして、「やりすぎてしまう」ことになるのです。介護者は、多くの場合、どちらのタイプの思考ももっています。どちらの思考のタイプも、歪曲していますが、修正が可能です。最初のタイプは、自分を責め過ぎています。理にかなった、適切な反応（修正された思考スタイル）は、「この病気の原因は、誰にもわかっていないが、世界中のどの国でも起こる病気だ」、「人は誰でもノイローゼになる可能性がある……通常、それは、遺伝、人格、ストレスが組み合わさって引き起こされる」、「私は、それでもそこそこ良い親だ」です。同様に、怒りの思考に対する修正手段は、「プレッシャーは、大きすぎると、明らかに役に立たない」、「ゆっくりと、しかし着実に進むことが必要である」、「少し後ろに下がって、別のアプローチを試してもいい」です。このようにして介護者のストレスを軽減することで、家庭での雰囲気を改善するのにかなり役立つとともに、さらに先に進む道を開くことができます。精神科医も、これらのストレスに満ちた思考に苦しめられます。ちょうど今、私の心に、ある考えが飛び込んできました。今夜、かなり遅くまで寝ないで起きていたら、この章を今夜中に仕上げることができるだろう、という考えです。私は、ちょっと緊張するとともに、ちょっと落ち込んだ気持ちにもなりました。というのも、それは大変な仕事だからです。私は、

CBTを用いて自分にこう言いました、「おまえは、また、あの仕事中毒の思考を抱いているぞ。1日に3ページで、2週間で終わる、そのほうが質的に良いものとなるだろう」——すると、私は、みるみるストレスが和らぐのを感じました。自分は間違っていない……慌てて書きあげた章は、あまり良い章にはならない、と自分でもわかっているからです。このようにして私たちは、自分の心を知り、それがいかにストレスを生むこともあれば、ストレスに対処することもできるかを理解できるようになります。皆さんも、自分がストレスを感じているのかどうかについて考えてみるべきです。もしもストレスを感じているなら、その考えを以下のスペースに書いてみましょう。

1.
....

....

2.
....

....

3.
....

....

　サービスユーザーの例：「家にいるのも恐ろしく、かといって出かけるのも恐ろしい。」
　介護者の例：「彼女は、ひどい怠け者だ。」

自動思考は、通常、歪んでいます……あなたが書いた思考は、正確ですか？　それとも修正可能ですか？　*拡大視*（物事を実際よりも悪く捉えること）やラベリング（人に包括的なレッテルを貼ること）を含んだ思考になっていませんか？

　修正された思考の例：

　サービスユーザー：「ええっと、私は、ここ数カ月間に、一度も攻撃されてい

ないと思う。たぶん、少なくとも、家にいれば安全だろう。」

介護者：「私の娘は、まだ重い精神病状態から回復しつつあるところで、薬物療法の副作用もある。彼女は、かつては働き者だった――おそらく、またゆっくりとそこまで辿りつけるだろう。」

家庭でこのようなより合理的な思考をもつことで、より楽観的になり、言い争いが減る効果があります。今後は、将来に向けた計画は、一緒に決めて取り組む必要があります。

以下に修正された思考を書いてみましょう。そのうえで、これらの思考を時おり思い返してみてください。ちょっと気が楽になりましたか？

1.

2.

精神科医は、患者さんや介護者がCBTを通して導かれていくという考えに敵対しているわけではありません。CBTは、抗精神病薬の使用を支持する治療法であり、薬用量は、患者さんと精神科医が協働して決めるものだと考えています。抗精神病薬には副作用がありますが、多くの患者さんにとって、苦痛な幻覚や妄想、および思考困難に実際に効果があるのはもちろんのこと、明白な再発防止効果があります。CBTは、クロザピン[注2]の使用も支持します。クロザピンは、他の薬で効果がなかった場合に、時おり、非常に有効となりうるのです。CBTは、グループ療法や家族療法と組み合わせることも可能です。しかし、CBTは、心理教育や精神分析とは異なるものであるため、これらは、CBTと同時に行うべきではありません。さもないといくらか混乱を生じる危険があるかもしれないからです。本書を読み進める前に、本書に取り組みたいということを、あなたの精神科医かケースマネージャーに伝えてください。以下に示すのは、自分

注2）クロザピンは、抗精神病薬です。

序章　7

たちの担当地域で統合失調症の患者さんにCBTが行われるのを経験した
英国の精神科医たちが述べた言葉です。

　「CBT看護師は、CBTスキルを使う必要性を強調しました……私どもとして
　は、誰か、チームの要となるようなCBT療法家がほしいと思いました。CBT
　のおかげで、患者さんたちが入院せずにいられます。」（クロイドン）

　「CBT看護師との取り組みは、スタッフにとっても、患者さんたちにとって
　も、非常に有益です。私たちのチームは、多くのことを学びましたし、患者
　さんたちも明らかに楽しみ、プログラムが終わってからもどんどん進んでい
　ます。」（エディンバラ）

　「CBTは、専門的で、ダイナミックで、現実的な仕方で行われます。」（リバ
　プール）

　「ほとんどの患者さんがCBTによって状態が大変改善しました。そのため患
　者さんや介護者の方々から、CBTに対する要請が寄せられています。」（レス
　ター）

　そこでもし患者さんと介護者の方々が本書の演習に実際に時間とエネル
ギーを投資したならば、果たしてどのようなことが期待できるのでしょう
か？　大多数の人がいくらかの利益を得ますし、かなりの利益を得る人も
多いでしょう。第一に、これらのテクニックを実践することで、ストレス
が軽減し、より楽観的になります。いらいらや悲しみは、深刻なノイロー
ゼの場合、ほとんど必ずといっていいほど存在しますが、これが改善する
可能性があるのです。幻声や妄想といったその他の症状も、患者さんや介
護者の方々が、それらの症状についてより理解し、新たなとり組み方を見
つけていくにつれて、多くの場合、より対処可能になります。このように
洞察力が改善され、それが、より良いコーピング、活動レベルと対人関係
の改善、および全体的な生活の質の改善を導くことになりうるのです。し
かし、これらの効果は、一夜にして起こるものではありません。協働作業

の期間を経て、通常、ゆっくりと効果が明らかになってきます。CBTの最も重要な効果のひとつは、再発を予防したり、遅らせたりすることです。CBTの後に実際、再発をする人もいますが、その場合でも、再発までの時間がより長くなります。すなわち、より長期にわたって元気でいられるということです。また、実際、再発しても、CBTの新しい知識やテクニックを学んでいるので、より早期の退院につながる傾向があります。つまり、入院期間がより短くてすむということです。再発や入院に対する効果だけでも十分に価値があるでしょうが、CBTは、それ以上にもっと多くのものを提供するのです。一方、マイナス面は、10人に1人が、CBTをあまり好まないということです。しかし、これは安全な治療です。自殺やいかなる危険な副作用ももたらしません。このような治療のいずれにもいえることですが、イノシシのごとく猛烈な勢いで突進していくのではなく、他の人の、特に精神保健ワーカーか介護者のいずれか、あるいはその両方の助けを借りながら、一度に一つずつ、適切に演習を行っていくことが重要なのです。

今、なぜ本書の執筆を？

　今は、重篤な精神保健問題を対象としたCBTについての書籍を出版するのに、理想的な時機です。ある主要な政府組織（英国国立医療技術評価機構、NICE）が、統合失調症に対するさまざまな治療形態のエビデンスを検討しました。そして、非定型抗精神病薬の利用を可能にし[注3]、必要な場合には、クロザピンも迅速に利用できるようにすることを決定しました。NICEは、また、心理教育、家族療法、就労機会の重要性、およびより楽観的な「リカバリー」の見通しの必要性についても強調しました。そしてCBTについて強力な声明を行いました。CBTは、統合失調症を抱える英国のすべての患者さんにとって利用可能にされるべきであるが、とりわけ、持続的な症状を抱え、処方通りに服薬することが難しく、病識に欠ける患者さんに対しては特に利用できるようにすべきである、というよう

注3）「非定型」とは、「定型」抗精神病薬として知られる、より古い薬と比較し、副作用がより少ない、抗精神病薬のより新しい形態に言及して使われる言葉です。

にです。NICEの言う持続的な症状とは、薬物療法ではすっきりと改善しない幻覚、妄想、思考問題、不安、悲しみなどといったすべての症状を意味しています。NICEは、治療ガイドラインとしてこの所見を公表し、それは、英国のすべての精神保健トラストとプライマリケアトラストの運営責任者に送られました。運営責任者は、自身のトラストでそのガイドラインを実施するという役割を与えられていて、それは、監査されることになります。ですから、多くの精神保健ワーカーは、本書で概説されるCBTのテクニックを学んでいます。CBTは、心理社会的介入事業^{訳注)}においてか、さもなければ幻覚、妄想、および陰性症状を対象としたCBTに関する特定の短期研修コースにおいて、教えられます。さして遠くない将来に、皆さんが本書を読み進めていくのを援助できる、地元のワーカーが存在するようになるはずです。本書は、CBTセッションを構造化する方法として役立つでしょうから、あなたの担当のワーカーに本書について話をし、ガイダンスと支援をお願いしてください。ほんの2, 3ページ読み進めるだけで、厄介な症状に役立つ、実践的で、簡単な解決策が見つかるかもしれません。

　家族療法は、家庭内に多くの苦悩が存在し、患者さんが定期的に再発を繰り返しているような状況に対して推奨されてきました。しかし、介護者の大多数は、本格的な集中的家族療法を必要としていません。精神病の根源や、病状の安定の妨げとなっている要因について、および自分が言ったり、したりできることでどのようなことが最も役立つのかについて、もっと理解したいと思っている人がほとんどなのです。本書は、彼らのためにあります。

　注意：もしユーザーが、ガイダンスなしに、本書をお読みになりたいと望まれるのなら、それでもかまいませんが、本書は、精神保健の専門家の助けを得て用いるのがベストです。テクニックのなかには、実際、説明が必要なものもありますし、時おり、改善前に、若干、状況が悪化することもあります。したがって、誰か一緒に取り組んでくれる人を見つけていただきたいと思います。

訳注）psychosocial intervention schemes（PSI）

本書は、その他に誰のために書かれたのでしょうか？

- 患者さん、介護者、および何か自分にできる簡単なことで、役に立つことを知りたいと思っている友人たちのために。
- 訓練を受けている精神保健の専門家（精神科医、心理士、精神保健看護師、ソーシャルワーカー、作業療法士）のための入門書として、およびホームワークの本として。
- 精神病に対するCBTの知識を有するグループ指導者が存在する場合に。たとえば、デイホスピタル、リハビリ、ヒアリングヴォイシズ、Re-think、MIND、といったグループでの使用のために。

なぜ重篤な精神障害に対してCBTなのでしょうか？

- CBTは、統合失調症やその他の関連する精神病を抱える患者さんに対する、最もよく研究された治療法だからです。かといって、他の形態の個人療法（たとえば、支持的心理療法、カウンセリング、パーソナル・セラピー、あるいは対人関係療法）が有効でない、ということではありません。ただCBTは、現在に至るまで非常に広く研究されてきているので、CBTを用いていれば安全である、というだけのことです。
- CBTは、学びやすく、柔軟性があり、安全だからです。
- 1952年に、この方法を用いて、アーロン・T・ベック博士が、重篤なパラノイア（105人の迫害者がいる）を抱える男性を助けたところ、男性は、それまでよりもずっと怯えなくなり、はるかに改善された生活を送れるようになりました。
- それ以来、22の適切な科学的研究が、CBTが、持続的な症状、特に幻覚や妄想に本当に役立つことを実証してきました。

CBTセラピストは、CBTについて本当はどう考えているのでしょうか？

- CBTは、それを学んだすべての人によって、自分のためにも、困った

友人を助けるためにも使われています。

- 私は、かつて人前で話をすることにびくびくしていたものでしたが、今では、四六時中、講演をしています。私は、「聴衆は『何て退屈なんだろう……これはまた、へたくそな話だな……嫌な感じの人だな……もうやめちまえ、出て行けよ』と考えている」と自分が考えていることを発見したのです。

- 私の講演についてどう考えているのかを人々に直接尋ねてみて、ようやく私の不安は和らぎました。驚いたことに、彼らはかなりポジティブでした。私は、「ちゃんとやれているからそのまま続けるように」と何回も自分に言い聞かせる必要がありました。

- 練習により、自信がついてきました。そして講演を楽しむとともに、それをもっとユーモラスで創造的なものにし始めました。すると私の不安は、軽くなりました。不安というのは、妄想と声を苦痛なレベルで持続させていく重要な要因になっていることが非常に多いのです。

- 運転中の怒りは、もうひとつの良い例です。ある男性は、車の運転中にすぐ前に車がわり込んで来たため、あやうく事故を起こしそうになります。男性は、激怒し、その車の運転手になぐりかかろうと車から飛び出したところ、その運転手の妻が車の後部座席で出産しようとしているのに気づきます。侮辱しようなどという意図は、さらさらなかったのです。男性は、勘違いしたのです。怒りというのは、往々にしてそのようなものです――そのせいで声や妄想を悪化させかねません。しかし、この例のように、状況をきちんと確認することによって怒りを鎮めることは可能です。だから私たちは、不安や怒りの不快で役に立たない感情を軽減するためにCBTを用いたいと思うのです。

　私たちは誰でも、日常起こっていることについて考えているが、その考えは、極端すぎたり、事実に基づいていないことがある、というのがシンプルな認知モデルです。思考を変えれば、気分が改善し、別の行動をとることができるでしょう。このようにすればするほど、もっともっと良い気分になれるのです。

では、CBTはどのようにして深刻な問題に役立つのでしょうか？

　今述べたことと同じですが、CBTを理解して使うことで苦悩を減らし、事態を改善するために有効な戦略を見つけることによって、です。

　CBTが助けになるかもしれないことを示すサインが、いくつかあります。

- 声が聞こえる、妄想がある
- 強い感情（怒り、不安、恥辱、悲しみ）がわく
- 世間から身を隠している
- 他者とのいさかいが絶えない
- すっきりと考えられない
- 自分の身の回りの世話をしない、または物事をする意欲がわかない

　上記のいずれかがあなたに当てはまる場合には、本書の関連のセクションをやり通すと役立つでしょう。本書をゆっくりと、一度に1ページずつ読み、勧められた演習を忘れずに行ってください。演習はたいてい、難しくも、挑戦的でもありませんが、発見を誰か他の人と一緒に確認できるときに行うのがベストです。もしあなたが、すぐに始めて少しでも進めたいと思うならば、直接、最も関連のある章に飛んでもかまいませんが、私たちとしては、説明の章（1・2章）を、少なくとも他のセクションに進む前に、最後まで読み通すことをお勧めします。CBTのすべてについていえることですが、練習が重要です……効果は、徐々にあがってくるのです。

　では、なぜ人びとは、長年にわたってCBTを使用してこなかったのでしょう？　明らかに良さそうなのに！

　先に挙げたような症状を抱えてノイローゼに苦しんでいる人たちは、物事を調査したり、つらさに抵抗するためにいろいろな事をとことん試そうとしたりしない傾向があります。往々にして、人は、不治の狂気というものが存在する、と信じていますが、人がかなり回復しうることは、研究によって明らかにされています。人々がこのように信じてしまうことの責任の多くは、精神病に対する社会の態度にあります。多くの場合、人は、ただ、あなたに声が聞こえているのか、それともいささか妄想的なのか、さ

もなければ意欲を失ってしまったのかどうかを知りたくないのです。それから統合失調症（かつての精神分裂病[訳注]）という呼び方の問題があります。これは、あらゆる種類のネガティブな印象を与えます。人は、今でも統合失調症を「多重人格」（すなわち、ジキルとハイド）と考えています。これは、恐ろしい考えです。人はまた、今でも、悪魔が取りつくという聖書に由来する古い考えをもっています。これらのよくある考えは、両方とも完全な「神話」なのです！　しかも、統合失調症や妄想がある人は暴力的だという話がごく普通に新聞に載っているのです。このようなことは、実際には、もの凄くまれです。にもかかわらず、メディアやニュース放送は、決まってそれを非常にセンセーショナルな形で報道しているように感じられます。

あなたは、自分のノイローゼについてどのような自動思考をもっていますか？

ひょっとしたら、あなたも、前述のような考えを抱いていて、そのせいで、汚名を着せられたか、あるいは恥辱的な気持ちになっているかもしれません。

　統合失調症／パラノイアと精神医学についてのサービスユーザーの考え
　例：「統合失調症をもつ人は、与えるものが何もないのだから、諦めたほうがいいんじゃないか」（感情：悲しみと絶望）
　反応：「ジョニー・ナッシュは、完全に回復しましたよ、彼は、大学の教授なんですよ！」（感情：幾らかの楽観と、少々の決意！）

　精神病について、あなた自身、およびあなたの介護者はどのような自動思考を持ってますか、以下に書き記してください。

訳注）「精神分裂病」の名称が誤解をまねきやすいことから、日本では、日本精神神経医学
　　　会が2002年に「統合失調症」という名称に変更しました。

1.

2.

3.

次は、合理的な反応を書いてみましょう。

1.

2.

3.

　これらの新しい考えについて友人、他のサービスユーザー、などと話し合いましょう。このテーマについて短い手紙を書き、そしてそれを地元の雑誌か新聞に送ることについても考えてみてください。

文化的、宗教的側面

　CBTのような治療法について、「私がある特定の文化や宗教的な経歴の出身だとしたら、当てはまらないのではないか」、「私の文化／宗教について、いったいあなたは何を理解しているのですか？」と考えるのは、よくあることです。すべてのセラピストがすべての文化や宗教を理解しているわけではありませんから、このような考えが真実ということも、時として

あるかもしれません。しかし、CBTは、失礼と思われるような仕方で文化的、あるいは宗教的信念に挑戦することをテーマにしているわけではありません。声やパラノイア的思考といった症状に関連した苦悩を和らげるために、いろいろなものの見方について理解しよう、というのがCBTのテーマなのです。同様のことは、「支援を求めたら、まるで私が不平不満を言っているように聞こえてしまうかもしれません——文化的には、世話をするのは、私の義務なのです」と感じている介護者の方々にも、当てはまります。介護者の方々の役割や文化を批評するのは、セラピストの意図するところではありません。理解を深め、介護者を支援するのが目的なのです。

　本書のすべての章に、文化的、宗教的側面に関するセクションが設けられています。これは、いかにCBTがすべての人に適用できるよう修正可能であるかを示しています。専門家が、あなたの文化や宗教に対する理解が欠けているためにあなたのことを誤解するのではないか、と心配ですか？　それらの心配を次に挙げてみてください。

1.

2.

3.

　これらの懸念についてセラピストか、もしくはあなたの宗教において指導的役割を担ってくれる人物と話し合ってみましょう。

ずばり本書は、誰のためにあるのでしょうか？

• もしあなたが、精神病、統合失調症、統合失調感情障害、妄想性障害、あるいは精神病性うつ病などの重篤なノイローゼを患っている、と言わ

れてきたのなら、本書は、本当に役立つでしょう。

- あなたが苦しんでいるのと同じ仕方で誰でも苦しむ可能性があるということ、あなただけではないということに気づくことが重要です……パラノイア的考えは、人口の20％ほどに認められます。そして15％の人々が、人生の何らかの時点で声が聞こえています。サポートグループに参加すると役立つかもしれません——詳細は、セラピスト、または精神保健領域のボランティアグループにお尋ねください。
- ここでの主要なメッセージは、「できることはある」、ということです。自分の症状や状況、および自分の人生に関われば関わるほど、より良いコントロールと、人生の目標に関連したより多くの満足へ向けて進んで行けるのです。

本書は、以下の点を補足するものです。

- 適切な用量で良質の薬物療法を受ける
- 家族療法
- コミュニティ精神医学
- リハビリテーション
- 就労支援
- あなたの現在の状況においてそれが良い考えであることを、あなたのコンサルタント／担当ワーカーまたは家庭医に常に確認すること。

要約

　本書を最大限役立てるためには、第1章に進む前にこの序章に含まれていた質問に答えておくのがベストです。覚えておいてください、ローマは一日にして成らず！　あせらずに、じっくりと考えましょう。そしてこれらの考えを試して試し続けてみてください……あなたは、より良い方向に変わり始めますよ！

第**1**章

いったいどこから始めたらいいのでしょうか？（……こんなに問題が多くて、こんなに時間がないんです！）

Jeremy Pelton

概観

　本章の目的は、読者の方々に、自分たちのどこがいけないのかを理解するプロセスをどのように始めたらいいか、そのためのガイダンスを提供することです。本章では、リカバリーに向けた道をどのように見つけ、どのように歩き始めたらいいかを提案します。自分の生活をもう一度コントロールできるようになるために役立つ、簡単なCBTテクニックを説明していきます。

章の内容
- 個人例
- 日記
- ストレス
- 機能
- 症状
- タイムライン
- 症例研究
- 文化的、宗教的側面
- 要約

　「重要なのは、あなたに何が起こるか、ということではなく、あなたがそれに対してどのように反応するか、ということなのです。」（エピクテトス（紀

元前 55-135）　ストア派哲学者）

　いったいどこから始めたらいいのか？　これは、しばしば、最も重要な問題です！　あなたがこの質問を尋ねるようになる頃には、事態はすでにかなり進行しており、全体像を捉え、いったい何が起こっているのかを理解するのが相当困難になっている可能性があるからです。精神病は、複雑な状態です。最初のエピソードが始まったときはおろか、最も最近のエピソードが始まったときでさえ、その時点を的確に指摘しようとしても、極めて難しい可能性があります。いつのまにか知らない間に進行していることが多いのです。不意に忍び寄ってくる経験なのです。あなたが、あるいはご家族もしくは友人が、より早くその兆候に気づけば気づくほど、それに対して何らかの手を打ちやすくなります。

個人例

　仕事をしていると、何もかもが自分の手に負えなくなってきているように感じるときがあります。次から次へとあまりにもたくさんのことが起こっていて、気がつけば突然目の前に締め切りがやってきているのです。これは、多くの場合、何日間、あるいは何週間にもわたって築き上げられていく経験です。そのため私自身も、私のマネージャーも、あるいは私の家族も、なかなか気づかないことが時おりあります。しかし、もしもっと早い時期にそれに気づいたら、まだ初期の段階で問題の芽を摘み取ることは、もっとずっとたやすいでしょう。問題を緩和するために、計画をたてたり、出来事の優先順位づけ、時間マネージメント、といった数々のテクニックを用いることもできます。

　本章では、あなたが経験しているのは何なのかを見きわめ、その経験はどういうもので、なぜそのようなことが起こっているのかを理解するのに役立つであろう説明と演習に目を向けていきます。その後、本書の全体を通し、あなたが、これらの経験に対処していくうえで役に立つであろう章がさらに続いてあります。私たちの誰もが、一身上のさまざまな経験をもっています。そして私たちは皆、これらの経験に自分に特有の仕方で反

応するのです。

　それは、普通のプロセスですが、以下の２つのことが関係してきます。まず第１に、一個人として自分はどのようにして成長してきたか、ということ、そして第２に、ある任意の一時点において、自分の周りにどのような環境的要因があったか、ということです。これらを１つずつ取り上げ、さらに詳しく解明していきましょう。

- 器質的要因。精神病の強力な家族歴が存在する場合、ストレスがかかったときに人を精神病に陥りやすくする遺伝子が存在することがあります。遺伝された要因が存在するということです。同様に、誕生時に脳が低酸素状態に晒された場合、これが言語と思考形成に関連した脳の分野に影響を与える可能性があります。
- 発達的要因。子ども時代から青年期に至るまで（形成期）の経験で、私たちの発達と成熟の仕方に影響するものなら何でも発達的要因となりえます。なかでも、対人関係（家族と友人の両方）と子ども時代の経験がこうした要因に含まれます。
- 環境的要因。これは、私たちの生活において今、その場で起こっている日常的な出来事／ストレスです。そのなかには、特に、対人関係（家族と友人の両方）、財政、住宅、職業的、社会的活動が含まれます。

　器質的要因と発達的要因は、環境的要因と比較して、変更、修正がそれほど容易ではありません。このことを念頭に置き、本章では、その目的のために、後者すなわち環境的要因に焦点を置くことにします。

日記

　「どこから始めたらいいのか？」という質問に対する良い出発点は、日記をつけることです。なぜなら、体系的で構造化された仕方で物事を書き記すことは、自分の経験を理解するうえで有効なステップとなるからです。ありとあらゆるものが頭のなかでぐるぐると疾走しているのと比べたら、自分の前にある白黒の日記のページを見るほうが、よほど理解しやすいです。精神保健の専門家やインターネットを通じて、多数の日記の書式を使用できます。私が取り組んできた人たちの多くに有効だった形式のひとつ

は、次のテンプレートに記入していくものです（テンプレートA参照）。

テンプレートA

日付：　　　　　　　　　時刻：

出来事（何が起こっていたか？）

思考（私は何を考えていたか？）

感情（私は何を感じていたか？）

行動（私は何をしたか？）

　毎日、一日の終わりに、あなた一人か、あるいはご家族か友人と一緒に、30分の時間を取り、その日に起きた2つか3つの重要な出来事をリストアップします。

　これは、誰か他の人と一緒に取り組むのに良い機会です。自分の経験を自分以外の人間と話し合うという、ただそれだけの事実があなたの役に立つでしょうし、それは、その人があなたが経験していることを理解するうえでも役立ちます。最初は少々、不慣れな感じがするでしょうが、この時間をあなたの一日の計画に組み入れ、それを習慣化させてください。

　出来事が起こったときにすぐメモできるよう、日中、鉛筆と紙を持ち歩くといいかもしれません——出来事をめぐる詳細がいかにたちどころに忘れられてしまうかは、驚くべきほどです。

　各出来事を別々のテンプレートに記入し、あなたの思考、感情、行動について考えたり、話し合ったりします。参考までに、次の例をご覧ください（例1参照）。

例1

日付：2007年11月11日　時刻：午前10時

出来事（何が起こっていたか？）

地元の商店街を歩いていると、黒いジャケットを着た男性が私のことを見ているのに気づいた。

思考（私は何を考えていたか？）

彼は、私のことを知っていて、私を攻撃しようとしている。

感情（私は何を感じていたか？）

不安／心配／恐ろしい。

行動（私は何をしたか？）

私は、下を向いて、できるだけ速く歩いて家に帰った。

テンプレートに記入することで、あなたは、自分の経験を整理し始め、それを理解するプロセスへと入っていきます。先の例では、出来事が記録されたことで、この人はそれについて考え、自分の思考、感情、および行動を記録する機会を得ました。「この男性について私は、結論への飛躍をしてしまったのだろうか？　ひょっとしたら、彼は、ただ、私の新しい野球帽を見ていただけなのかもしれない」という考えが浮かぶかもしれません。

ストレス

本書の冒頭で申し上げたように、「私たちの誰もが、一身上のさまざまな経験をもっています。そして私たちは皆、これらの経験に自分に特有の仕方で反応するのです」。したがって、もしあなたが、先に述べたのと同じ出来事を経験した6人に尋ねたら、その人たち全員が、自分の思考、感情、および行動についてそれぞれ異なる反応を記録する可能性があります。*これは、正常です。*

よく似た経験をもつ人たちと一緒にとりくんでみて私たちもわかったのですが、その人の環境要因を考慮に入れると、人が、1カ月の間に同じ出

来事を３回ないし４回経験しても、その時々で、自分の思考、感情、および行動に対して毎回、異なる反応を記録するということは起こりうるのです。

　ある人が任意のある時点で自分の思い通りにいかない環境的要因を多数抱えている場合、このせいで、ある出来事に対して異なるやり方で反応することがありうるのです。**これもまた、*正常*です。**

　たとえば、次にご紹介する２つのシナリオと、それぞれに関連する要因をご覧になってください。両方とも同じ人物ですが、別々の日に起こったことだとすると、この人は、出来事に対してどのように反応するでしょうか？　あなた自身に起こった、似たような例を思いつきますか？

シナリオＡ：まずい結末	シナリオＢ：絶好調
・妻と大喧嘩 ・夜、眠れない ・朝、大金の請求書が届いた ・処方箋を取りに行くのを忘れていて、　ここ２日間、薬を飲んでいなかった 心配／不安／気がかり	・妻となかなかいい感じ ・夜、ぐっすり眠れる ・くじ引きでちょっぴり当たった ・処方箋通りに薬を服用 自分自身について良い気分

　シナリオＢと比較して、シナリオＡに直面している人のほとんどは、出来事に対してより脆弱になります。なぜなら自分の思い通りにならない環境的要因を多数抱えているからです。そしてこれらの要因が、一定量のストレスを導くことになるのです。

　以下の空欄のテンプレートを用いて、あなたに影響を与える要因について考えます。典型的な良い一日に、あなたの生活に起こっていることをリストアップしてください。そして、典型的な悪い一日とあなたが定義する日とどのような点が変わっているのか、比較してみて下さい（以下のテンプレートＢ参照）。

　日記を書いているときに、テンプレートＡを使った内容に、以下の内容を加えてもよいでしょう。まず、２つか３つの出来事について関連する思考、感情、および行動を書きます。そのあと、その日のその時点で、あ

第 1 章　いったいどこから始めたらいいのでしょうか？　23

テンプレートB

シナリオA：悪い日	シナリオB：良い日

なたがどの程度ストレスを感じていたのか、パーセンテージで評価します。あなたの個人的な環境要因について考えてください。0パーセントは、まったくストレスを感じていない、100パーセントは、あなたがこれまでに経験してきたなかで最悪のストレスです（例2参照）。

例2

日付：2007年11月12日　時刻：午後10時　ストレス：75％

出来事（何が起こっていたか？）

ベッドに横になっていたら、壁からいくつもの顔が出てくるのが見え始めた。

思考（私は何を考えていたか？）

いったい何が起こっているのだろう、私は、狂いつつあるのだろうか？

感情（私は何を感じていたか？）

恐い。

行動（私は何をしたか？）

ベッドから出て、下の階へ行った。

　これであなたは、その日の出来事や、自分の思考、感情、および行動を記録するだけではなく、その時点でのあなたのストレス度も記録する日記をつけ始めたことになります。日記が書きためられ、たくさんの記録が自分の前に存在するようになるにつれて、あなたのストレス度だけでなく、

24

思考、感情、および行動にも関連するパターンを分析し、探し出すチャンスも出てくるでしょう。

機能

　次のステップでは、あなたの思考、感情、および行動の結果に目を向けることになります。以下の例1で、この人物は、地元の商店街で誰かが自分をじろじろと見ているように感じる、という経験をたびたびしている可能性があります——こうして彼は、非常に閑散として、自分のことをじっと見つめる人がいる可能性が比較的低いときにしか、商店街に行かなくなる可能性があります。あるいは、さらに悪くすると、商店街に行くことを完全に避けてしまうようにさえなるかもしれません。

例1

日付：2007年11月11日　時刻：午前10時
出来事（何が起こっていたか？）
地元の商店街を歩いていると、黒いジャケットを着た男性が私のことを見ているのに気づいた。
思考（私は何を考えていたか？）
彼は、私のことを知っていて、私を攻撃しようとしている。
感情（私は何を感じていたか？）
不安／心配／恐ろしい。
行動（私は何をしたか？）
私は、下を向いて、できるだけ速く歩いて家に帰った。
結果
混雑する時間に商店街に行くのを避ける、もしくは商店街に行くことを一切、避ける。食べ物がなくなる。

　この出来事に対する反応は、今や彼の機能に影響を及ぼしています。以下の例2も非常によく似ています。以下の人物は、壁から顔が出てくるの

が見えるということに対し、ベッドを出て下の階に下りて行くことによって対処します。この結果、この人は、ますます疲れ、睡眠が妨げられる可能性があります。睡眠不足は、常に、幻覚を一層起こしやすくする作用があります。

例2

日付：2007年11月12日　**時刻**：午後10時　**ストレス**：75%

出来事（何が起こっていたか？）

ベッドに横になっていたら、壁からいくつもの顔が出てくるのが見え始めた。

思考（私は何を考えていたか？）

いったい何が起こっているのだろう、私は、狂いつつあるのだろうか？

感情（私は何を感じていたか？）

恐い。

行動（私は何をしたか？）

ベッドから出て、下の階へ行った。

結果

顔への反応のせいで睡眠が妨げられ、ますます疲れを感じる。

　繰り返しますが、出来事に対する反応が、今やその人の機能に影響を与えているのです。

症状

　ここでも、精神病に関連した症状に目を向ける機会が生まれます。たとえば、

- 例1で、もしあのようなパターンが続いたとしたら、パラノイアが発現する可能性があります。さらなるガイダンスについては、第3章参照。
- 例2でも、もしこのパターンが続いたとしたら、その人は、幻視に苦しむことになりかねません。さらに詳しくは、第4章を参照してください。

テンプレートは、今や完成の趣を呈してきています。以下の例3のようなものかもしれません。

例3

日付：2007年11月7日　時刻：午後10時　ストレス：75%
出来事（何が起こっていたか？）
ベッドに横になっていたら、壁からいくつもの顔が出てくるのが見え始めた。
思考（私は何を考えていたか？）
いったい何が起こっているのだろう、私は、狂いつつあるのだろうか？
感情（私は何を感じていたか？）
恐い。
行動（私は何をしたか？）
ベッドから出て、下の階へ行った。
結果
ますます疲労を感じるようになり、睡眠がうばわれる。
症状
幻視——第4章参照

タイムライン

　短期的にも長期的にも使用すべき、もう一つの有効なツールは、タイムラインです（図1.1参照）。基本的には、鉛筆と紙をもって腰を下ろし、長期タイムラインか、短期タイムラインかのいずれかを作成します。長期タイムラインは、最初の精神病エピソード以来のあなたの重要なライフイベントを図表に示したものであり、一方、短期タイムラインは、あなたの最も最近の精神病エピソード前後の重要な出来事を図表に示したものです。
　長期タイムラインを作成することで、あなたの最初の精神病エピソードの直前から、現在に至るまでに起こったことを視覚化できるようになります。それによってあなたは、最初のエピソードと、その後のエピソードに

第1章 いったいどこから始めたらいいのでしょうか？ 27

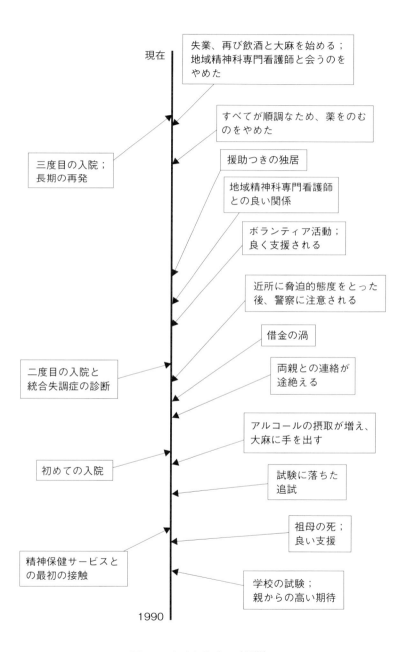

図1.1　タイムライン（長期）

ついても、どのような重要な出来事が引き金となった可能性があるかだけでなく、エピソードから回復するのにどのようなことが役立ったかについても、考えられるようになります。

　一方、短期タイムラインは、あなたの最も最近のエピソードの前後で起こったことをより詳しく検証することを可能にしてくれます。こちらのほうが記憶に新しいでしょうから、多くの場合、より詳細に書けます。エピソードを導いた出来事に目を向けることは、役に立ちます——すなわち、あなたは何をしていたか、どのように感じていたか、そしてそのとき、あなたの生活では何が起こっていたか、ということです。あなたがそのタイムライン上に置いた出来事について考えてみてください、そして前に日記のテンプレートを使って行ったのとちょうど同じように、あなたの思考、感情、および行動を、当時を振り返る形で記録してください。それらの出来事の結果どうなったか、生じた症状およびそれがその後のエピソードにどのように影響したかについて考えてください。

症例研究

症例 1

　女性、年齢24歳。最近、二度目の精神病エピソードがあり、統合失調症と診断された。効果的な治療で症状は緩和され、精神病の視点からは、問題はなくなったように思われた。しかし、彼女は、自分の診断にひどく困惑し、動揺していた。

　タイムラインを用いて、彼女は、ケースワーカーとどうにか取り組み、最初のエピソードの8カ月か9カ月前頃に端を発する一連の出来事を明らかにした。彼女は、美容院のマネージャーに昇進した後、抑うつ状態に陥った。この昇進を困難に感じたのである。この頃、ある男性と付き合い始めたのだが、彼女はその男性をだんだん信じられなくなっていった。

　精神病の発病の直前、彼女とボーイフレンドは、休暇でイビザ島へ出かけた。フライトが遅れたため、彼らは、空港で不穏な24時間を過ごした。イビザ島に到着したとき、その日はハロウィーンだったことから、ボーイ

フレンドは、パーティに行きたがった。彼女は、疲れていて寝てしまいたかったが、気が乗らないままに彼と一緒に行くことに同意した。パーティにいる間に、彼が彼女に、飲み物を飲んだらどうか、と言った。「元気にしてくれる」飲み物、ということだった。これを飲んだ後少しして、彼女は、幻覚を起こし、ひどく動揺した気持ちになった――結果、彼女は本国へ送還され（ひどくトラウマ的な経験）、病院に入院する事態を招いた。二度目のエピソードは、それほどドラマチックではなかったものの、病院から退院し、数週間後に起こった。家族の結婚式に行き、精神的に具合が悪くなったのだ。

　この一連の出来事を見て、この女性は、タイムラインとストレス脆弱性モデル（第7章において説明）との間の関連に気づき始めた。この認識は、彼女にとって極めてカタルシス的経験となった。

　彼女は、「統合失調症」という言葉に震え上がり、再び精神病を体験するのではないかと恐れた。この時点から、彼女は、ケアワーカーと一緒に自分の観察を強化する計画に取り組み、早期警告サインとそれに対処するための方略を詳しく計画した。

症例2

　男性、マイク、40代半ば、精神病の長期（20年以上）の病歴をもつ。現在は援助つきホステルに住んでいるが、今までたびたび入院や服役をくり返してきた。マイクは、助けを得る手段として法を犯したが、声やパラノイアについては認めようとしなかった。彼は、保護観察中だった。

　ホステルのスタッフらは、どうすればマイクと一緒に取り組めるかを模索していた。というのは、2日前、マイクは、攻撃的で、ひどく酒に酔っていたので、スタッフが、彼の外出をとりやめたからである。マイクは、イライラした！　彼に会うや、私たちは、これらの出来事を詳しく検討してみることに同意した。なぜなら他のどのようなセッションをしようとしても、その出来事が妨げになると思われたからである。修正されたタイムラインを用いて、私たちは、その出来事に着目した――どうやら2日前は、マイクがホステルで料理をする当番だったようだ。彼は、料理をしたくな

かった、というのも、自分は料理がうまくないと感じていたからである。料理の過程には、食事のための買い物に出かけ、予算を組み、準備し、料理して、さらに片づけることも含まれていた。このレベルの活動には、不慣れだったため、このようなことができるのだろうか、と自分の能力にまったく自信がなかった。買い物をしていると、人びとが自分のことを見ているようにも感じた。イライラするにつれて、声が聞こえてきて、「おまえは何て役立たずだ」と言ってきた。声が聞こえることを彼が認めたのは、これが初めてだった。彼は、ますます不安になり、声はさらにひどくなり、そうして彼はお酒を飲み始めた。なぜなら、これが声に対する彼のいつもの対処方略だったからである——「眠りに落ちるまで飲む」のである。

　私たちは、このような出来事の流れを詳しく検討し、彼の反応を整理した。そして、彼の反応が合理的かどうかについて考えた。また、その反応の結果と、そのせいで彼が今どのような気持ちでいるかについても検討した。これにより、私たちは、「あなたは、料理が下手なのか？」などのテーマに取り組むことができた（たとえば、それに賛成、反対する根拠を用いる）。私たちはまた、声に対して他にどのような対処方略が存在したかにも目を向けた（たとえば、アルコールによるものではない性質の気そらし、第4章参照）。

　補足的情報。この男性は、他の領域でも進歩が見られた（すなわち、薬の管理とスキーマの変化）[注1]。彼は、自分が思い込んでいたよりも案外、能力があり、料理がうまいことに気づいたのである。

症例３

　アリは、30歳の男性で、10年前に統合失調症を発症した。彼は、ホステル住まいであり、いくらかの陰性症状と残遺幻声（「マフィア」）があるが、概ね安定してすごしていた。ドバイに住んでいる両親をたずねて行きたいと思っていたが、まだ旅行ができる状態ではないとみなされていた。彼は、自分にはほとんど毎日のように「気が狂う」時間がある、と言い——幻覚、

注1）「スキーマ」とは、信念の形成へと至る個人の思考プロセスのことを言う。

動悸、発汗、吐き気が増すと説明した。これらは、午後6時頃に起きた。タイムラインと日記を組み合わせて用い、私たちは、彼が「気が狂う」日に概して何が起こり、そうではない日には何が起こっているかを明らかにした。

　それが実際に起こるときの彼の日課は、午後1時頃までベッドに居て、それから起き、さっとコーヒーを飲んで、そして地元の犬の飼育場へ犬の散歩に行く、というものだった。午後4時頃にホステルに戻った。主な食事のスケジュールが午後5時30分だったからである。「気が狂う」が起こらない日には、午前11時頃に起き、コーヒーを飲み、その後、デイセンターに行った。そこで彼は、友だちにしゃべりかけ、トランプをし、お昼を食べて、それから4時30分頃にホステルに戻るのである。そこで私たちは、「気が狂う」が起こる日と起こらない日の主な違いは何であると彼が感じているかについて話し合った。すると彼は、その違いは昼食である、と感じていた。彼の「気が狂う」エピソードとぴったり適合し、可能性として考えられる説明が昼食から得られたのである（低血糖、すなわち、血糖値が低い）。私たちはその後、ある計画をたてることができた。それは、2週間にわたり、正午に、昼食を食べるか、少なくともチョコレートバーを1本食べるかのどちらかをするようにしてもらうというものだった。この期間中、彼は、一度も「気が狂う」というエピソードを起こさず、より定期的に起床するというパターンを確立した。そしてそのおかげで彼の陰性症状の改善も進めることができたのである。

　最も興味深いことは、彼が「気が狂う」というエピソードを問題として同定したことであった。専門家らは、ほとんどその存在に気づかなかったのだが、それは、彼がまず寝てしまい、後で夕食をとる傾向があったからである。

　注：9カ月後、彼は、両親に会いに行った。

文化的、宗教的側面

　文化的、宗教的信念は、しばしば、ストレスに対する知覚の仕方と、対

処の仕方に影響を与えます。そのせいで、「私は他の人とは違うので他の人たちは、私の物の見方を理解しないだろう」と感じるようになる可能性があります。このように感じるのは、自然なことです。しかしそういう意味では、どの個人も、独特である、ということを理解することも重要です。本章ですでに述べたように、私たちは育つときにした経験によって影響を受けています。ですから、どのような背景をもっていようと、日記は良い出発点になります。同じ方法を使って検討することで、自分が何者であり、どのような経験をしてきたのか、ということは問題ではないことがわかってきます。究極的には、何が問題で何がストレスになっているかを同定し、それに対処することを学ぶことが目的なのです。

要約

1. どこから始めたらいいかを決めるのに役立つよう、簡単な日記をつける。
2. 問題の領域について、短期のタイムラインを作成する。
3. あなたが気づいたことを、精神保健の専門家か、介護者、もしくは、友人と共有し始める。
4. 状況の理解に取り組んでいる間、薬物療法を中断しない。

第2章

正常って、何ですか？

David Kingdon

概観

本章は、スティグマに対抗する解毒剤です。長年にわたり精神医学は、精神疾患を診断することに焦点を置いてきました。しかし、正常とはいったい何なのでしょうか？　Kingdon教授は、精神病の症状は、誰にでも起こりうるものであり、通常、それらはすぐに消えて治ってしまうものである、と説明します。

> **章の内容**
> • 個人例
> • 正常な思考と信念
> • 正常な人々における声
> • 正常な人々におけるパラノイア
> • 到達点
> • 文化的、宗教的側面
> • それでは、正常とは何なのでしょう？

個人例

朝5時に起きて、列車にとびのり、サウサンプトンから240kmはなれたリンカーンまで行き、そこで45分間の講演をして、そしてその同じ日にまた戻ってくる。これは正常ではないにしても、精神病的というわけで

もありません。ですが、うっかりと（1カ月早く）イギリスからカナダの
トロントへ行くのは、賢明でも正常でもありません。それは——私の友人
や家族にしてみれば、大笑いを誘うことであっても、私にとっては——い
ささかストレスがたまることです。ただし、これもまた、メンタルヘルス
問題の徴候ではありません。では、いったいどのようなときに、行動、思
考、あるいは経験が「異常」ということになるのでしょうか？　なぜこれ
が重要かというと、もし行動が異常であると判断されたならば、助けが必
要かもしれないからです——あるいは、当人が助けを必要と感じるか、感
じないかにかかわらず、助けを得ることになるからです。

　「正常」は、平均ではないこと、極端であること、あるいは社会によっ
て設定された何らかの行動規範を満たせていないことを意味する可能性が
あります。苦しかったり、身動きができなくなったり、もしくは、苦しく
なったり、身動きできなくなる可能性のあること、ということもありえま
す。たとえば、自分は補助なしでエッフェル塔のてっぺんから飛べると信
じ、そうしようと足を踏み出してしまうとか、外国を侵略することで「自
由主義国家」を救うことができると考える、といったようにです。何が正
常かの判断には、その人が存在する文化の信念や習慣が絡んできます。も
しあなたが民主的に、大統領か、あるいは首相に選ばれたとしたら、多く
の人たちにしてみれば狂気のさただと感じられるかもしれないことでも、
政治システムによって、正当化される可能性があります。ある種の行動、
たとえば、補助なしで高い所から飛ぼうとすることは、どの文化において
も正常ということは、まずありえないでしょう。しかし、精霊や異星人の
存在を信じる、といったことは、文化や宗教によって一様ではありません。
たとえば、サイエントロジスト^{訳注)} は、自分たちは、別世界の生物の子孫
であると信じています。それは、正常なのでしょうか？　そうですね、こ
こで用いる意味としては、正常です——なぜなら、それは、個人ではなく、
もっと多くの人たちによって共有されている考えだからです。稀には、私
たちが「異常」と呼ぶような信念が本人とパートナーや家族との間で共有
され、それが精神保健上の問題になることがあります。

訳注）サイエントロジー（自己修養を通して能力開発を行なう新興宗教運動）にしたがう
　　　人たち。

絶望を感じることは、正常なのでしょうか？　通常は違います。しかし、もしそれが、あなたにとって非常に親しい誰かの死をもって説明されるとしたら、正常と考えることも可能でしょう。その場合、絶望感は、このような親しい関係を持ち、それがもたらしてくれたあらゆる恩恵があったが故の避けられない代償とみなすこともできます。だからこそ、その関係がなくなってしまったとき、避けがたい喪失感を生み出すのです。もしその人が、それについて——友人、家族、あるいは専門家と——とことん話すことによって、その喪失に対処する助けを求めたとしたら、あるいは短期間薬を処方してもらったとしたらそれもまた、概して「正常」とみなされるでしょう。これはメンタルヘルスの問題ではないか、と私たちが考え始めるのは、回復が起こらないときです。——回復というのは必ずしも以前の自分に完全に戻ることを指しません。なぜなら、完全に戻るということは、不可能な場合があるからです。絶望が続くとき、あるいは、その人の日々の生活に支障が生じ、自分の仕事をしたり、人と会ったり、自分自身の世話をしたり、といったことができなくなってしまった場合、それが、何らかの種類の介入が適切となるときです。

困難なのは、当人は助けなど必要ないと考えているときに、周りの人びとが、その人には助けが必要だ、と考えてしまうことがありうるということです。時おり、他の人たちが、過剰に騒ぎ立てることがありますが、これは多くの場合、彼らの目には、その人物が抑うつ状態に陥っているか、あるいは事態に対応できていなくて、助けを求めているように見えるからです。時には他の人たちが、感化されることもあります。また、これは概して抑うつ状態に共通して見られることなのですが、病気の当人が、誰も助けになることなどできない、と考えてしまうことがあります。しかし、これは、彼らが利用できる助け（薬に限ったことではありません——薬も有効かもしれませんが）について知らない、という場合もあります。彼らは、助けを求めることを決まり悪く思っているのかもしれません、さもなければメンタルヘルスの問題について誰かに診てもらった結果、良からぬレッテルを貼られるのではないか、と恐れているのかもしれません。病気の人が抱いている信念、もしくは経験は、時おり、他の人には理解するのが難しく、周囲の人間の心をかき乱したり、ぎょっとさせたり、あるいは

困惑させたりすることがあります。にもかかわらず、彼らは、これらをメンタルヘルスの問題とみなすどころか、直接的な行動を取るのは避けるべきであると感じることがあります——たとえば、初期治療チームや第3セクターに問題を話したりしないよう本人にアドバイスしたりするのです。

正常な思考と信念

　正常な思考と信念とは、何なのでしょうか？　私たちは、おそらく常に、心を通過する思考の流れ——自動思考——をもっています。ほとんどの時間、それらはただ、私たちに起こっている物事や、もつ願望、欲求、あるいは衝動を反映しているだけです（図2.1 参照）。

　個人の思考は、私たちの感じ方と私たちに起こることによって影響を受けます。そのため抑うつ状態に陥ったり、心配したりすると、思考は、よりネガティブになる可能性があります。たとえば、もし親しい人が亡くなったりすると、私たちの思考はこのことによって避けがたく影響を受けるでしょう——図2.2 のようにです。その思考は、喪失に対する悲しみと

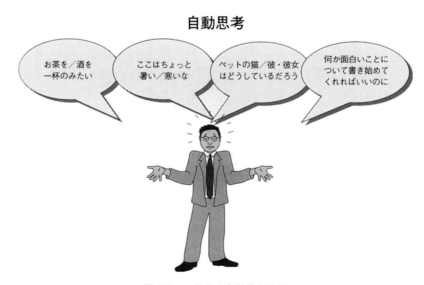

図2.1　一般的な自動思考の例

第 2 章　正常って、何ですか？　37

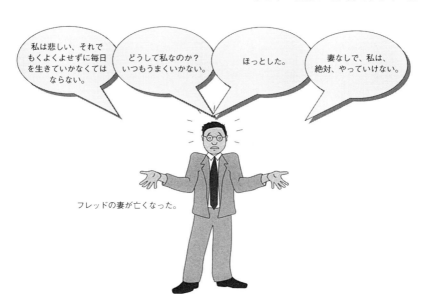

図 2.2　深い悲しみの最中の悲しい自動思考の例

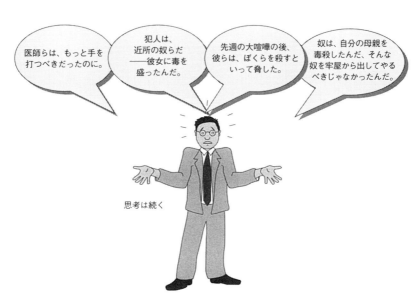

図 2.3　深い悲しみの最中のパラノイア的自動思考の例

動揺でしょう。しかし、時間がたつにつれて、思考は徐々に進んでいきます——起こったことを必ずしも忘れてしまうわけではありませんが、何とかそれと折り合いをつけていけるようになるのです。しかし、思考が別の形を取る可能性もあります——「なぜ私なの？」というようにです。これは、極めて正常なことかもしれません。喪失に対し、最初は怒りを感じたものの、その後、通常は再び前へ進み始めますが、その人を失ってしまったことに自分は対処できないのではないか、という恐怖が存在することもあります。その人は、極めて重大な支えだったのかもしれません。そしてその支えがないと、前進が難しくなってしまうのかもしれません。

　ときどき、この種の比較的ネガティブな思考が根強く続き、人を長期にわたって抑うつ状態に陥れ、助けを必要とさせる可能性があります——それは、異常になるのです。思考の流れは、別のコースを取り、その結果、他者に対する怒りとなることもあります。たとえば、医師か、看護師、さもなければ図2.3の例のように、近所の人たちに対して向けられたりします。他の人たちにとって、これらの反応は、理解し難いものです——異常であり、パラノイアとさえ思われるかもしれません——しかし、このような思考が発展するのには、通常、何らかの理由が存在するものなのです。図2.3でご紹介した例は、少々極端ですが、ありうることです——ただし、重要なことは、このような懸念が存在する場合、それらを深刻に受け止め、詳しく探ることなのです。多くの場合、このような思考は、意味を成すように思われます——だからといってそれらが正しい、ということではありません——ですからこのような思考を支持する理由と支持しない理由をはかりにかけてもよいでしょう。図2.3の例では、フレッドが、近所の人たちが彼の妻の死に関与していたと信じるのは、理解できないことではありません。しかし、彼の言う通りである、と結論するには——とりわけ、警察がそう確信するためには、さらにもっとずっと多くの証拠が必要でしょう。

　思考というのは、大した刺激がなくても人の心に現れるものです。たいていはごくごく平凡な思考であるのに、時として非常に奇妙であったり、暴力的であったり、あるいは性的であったりする可能性があるのです。1970年代の心理学者のなかに、学生に、ある期間にわたって彼らが得た

第2章　正常って、何ですか？　39

表 2.1　正常な自動思考と衝動の例

衝動	誰かを傷つけてやりたい、危害を与えてやりたい
思考	この食べ物にはどれほどのカロリーが含まれているんだろう？
衝動	地下鉄が近づいてきたら、レールに飛び下りてしまいたい
思考	過去の経験に関連し、誰かに対する激しい怒りについて
思考	愛する人に起こった事故について
衝動	誰かに何か嫌な、破滅的なことを言ってやりたい
思考	親しい友人、もしくは家族に対する危害、あるいはその死について
思考	暴力的な行為とセックスについて
思考	彼女はどこか体調が良くないのではないか、について
衝動	誰かを物理的にも、また言葉によっても攻撃してやりたい

(Rachman & de Silva, 1978)

思考や衝動をすべてリストアップさせ、私たちの思考がいかに奇妙であるかを確認した人たちがいました。表2.1は、この正常な人たちの集団に生じた、極端な思考の一部をリストアップしています——それ以来、この種の思考は、メンタルヘルス問題を引き起こしたり、当人自身、および他者に危険を及ぼす結果に至ることなく、実際、極めて一般的に起こる、ということが確かめられたのです。

　それでもやはり、このような思考を抱くというのは、気持ちを動揺させるものです。ほとんどの人たちは、こうした思考を払いのけ、もっと楽しかったり、もっと幸せなことを考えはじめます。このような思考を抱いたからといって、その人が、それに基づいて行動するという意味ではないことは確かです。たとえ時として、衝動が極めて強く、圧倒せんばかりに感じられることがありうるとしてもです。時おり、これらの衝動は、まるで何らかの方法で催眠術をかけられたか、あるいはコントロールされたかのようになることがありますが、たとえ催眠術をかけられたとしても、その人が自分の意思に逆らうことをさせられる可能性があるかというと、そのような証拠は何もありません。何か嫌なことを考えたからといって、そのようなことを考える人がどのような人物かを示しているわけではありません——そのようなことを考えるから、その人物は悪いとか、よこしまであるとか、あるいは不道徳である、ということにはならないのです。これらの思考は、それ自体不快であったり、奇妙であったとしても、大した意味

表2.2 「非科学的現象」に対する確信

68%	神
＞50%	思考の移転（テレパシー）
＞25%	未来の出来事を予言する
＞25%	幽霊
25%	迷信
25%	輪廻転生
23%	星占い
21%	悪魔

(Cox & Cowing, 1989)

はありません——ただし、人がストレスに晒されたり、抑うつ的な状態にあるとき、このような思考は、より頻繁になる傾向があります。また、これらの思考は、時おり非常に真に迫って感じられるため、その内容を他人に知られるのではないか——たとえば、テレパシーのような形で——、と病気の人が恐れることもあります。幸いにも、私たちのなかで、心の奥深くに秘めたプライベートな思考を——世間に対しては言うまでもなく——他人に知られたいと思う人など誰もいませんから、このようなことが起こりうることを裏づける証拠は、絶対に存在しません。あなたの思考を人が知りうる方法は、唯一、あなたが人にその思考は何であるかを話した場合のみです。人は、表情や、その他の非言語的なコミュニケーションから、あなたがちょっと不安な気持ちでいるか、あるいは何か困っているのだろう、と察しがつくかもしれませんが、あなたの思考を読むことはできません。

　時おり、テレパシーや予言といった社会でわりとよく知られている信念（表2.2）が、過度に個人的になってしまうことがあります。星占いを読む人は大勢います。しかし、ほとんどの人は、そんなに本気にしません。多くの人は何らかの形のテレパシーは可能だと信じてはいますが、個人的な思考がメッセージとなって伝播していくとまでは信じていません。テレパシーはあるのかを確かめるために、科学的実験がなされてきましたが、その結果は、否定的で、メッセージ——「あなたは、ダメだ」といった言葉——がテレパシーで伝えられることはありえない、ことを示唆しています。

スピリチュアルな信念は、非常に重要です。多くの人たちにとって、それは、大きな支えとなりうるからです。信仰共同体は、多くの人たちに、人生における困難を生き抜いていくための慰めと支えの源を提供します。時として、苦悩をもたらし、スピリチュアルな信念と関連があるように思える思考や信念が生じることがあります。たとえば、悪魔があなたに、たいていは非常にネガティブなことを話しかけてくる、と信じる、といったようにです。強い宗教的信念をもっているなら、その共同体の精神的指導者は、いったい何が信仰と一致し、どこからは逸脱していくかを明確にするうえで、非常に助けとなりえます。指導者からの助けを得て、自分の経験の性質を明らかにすることができるのです。

　概して、思考や信念が人の心を混乱させるとき、意味を求めるのは自然なことであり、また必要なことです。ただし、それは、時おり個人的な経験や他者の意図について間違った結論を導きかねません。たとえば、普通の不安な気持ち——胃の調子が悪い、めまいがする——が、毒を盛られたとか、何らかの方法で妨害された、として誤って解釈される恐れがあります。状況や感情を説明するために、代わりの解釈が存在することもあります——ですが関連する情報をすべて考慮することなく、結論に飛躍してしまうほうが、よっぽど簡単なのです。そしていったんある説明が正しいと決定してしまうと、変えるのが困難になります——実際、私たちはみな、自分が信じることを確証することに着目し、そうでないことは無視しがちです。あることが、あるパターンにぴったり一致し、意味があるように思われるとき、それがたまたま偶然に一致しただけ、と信じるのは難しいものです。自分の意見を変えるのは、なかなか容易ではありません——しかし、それは、起こりうることであり、実際、起こるのです。強い信念は、特に、変わるのに時間がかかります——劇的に、パッと変わってしまうということはまれです。改宗というのは、それが生じうることで、変容がおこりうることを示す例です。ただし改宗でさえ、その人が、信仰をひるがえすために時間をかけて準備を整えたことを示すサインが存在することがあります。もちろん、また元に戻る可能性もあります。私たちが何か、たとえば、誰か特定の人との関係を激しく求めるとき、見聞きしたことを考え合わせて、愛されてる！と思い込むこともありえます。しかし、表にあ

らわれてくるものは、誤解を招く可能性があります――状況のなかに、自分の願望を読み取ってしまうのです。話し方や、連絡を取ることを禁ずる裁判所の通知に対しても、相手が自分のことを気にかけているからだと解釈してしまう可能性があります。特に、過去の関係の解消できていない感情が残っていて、それが誤解されているような場合はそうなりやすくなります。非言語的コミュニケーション、たとえば、声の調子や、誰かに近づいていったり、遠ざかったりする仕方は、感情を解釈するうえで非常に重要ですが、非常に不正確である恐れもあり、簡単に誤解されかねません。誰か、怒っているように見える人がいたとします。そして――それが、おそらくその人の生活と関係があること、たとえば、その人は仕事を解雇されたばかりだった、という場合でも――あなたは、自分に自信がないために、それが、自分と関係があるのではないかと誤って考えてしまう可能性があります。

正常な人々における声

　人々に、あなたはこの 1 カ月間の間に、誰もそこにいないときに誰かが話しているのが聞こえた、すなわち、「声」が聞こえたことがありますか、と尋ねたとしたら、ある、と答えるのは、おそらく、およそ 25 人に 1 人かそこら（4%）でしょう。しかし、ではあなたは、今までにこのような経験をしたことがありますか、と尋ねたとしたら、おそらくもっとずっと多くの人が、ある、と答えることでしょう。私は、10 代の頃、ある晩、テレビを観ていたときに母の声が明らかに私の名前を大声で呼んでいるのが聞こえたのを覚えています――ただし、母はその部屋にいなかったのです――。一般に、このようなことは、うとうとしているときか、あるいは眠りから目覚めたときに起こる可能性があります――あのとき、私にそのようなことが起こったのも、そのせいだったのかもしれません。声が聞こえるというのは、多くの場合、「夢うつつ dreaming awake」の状態に似ています。このようなことは睡眠が十分ではなかったときにも起こります――2、3 日眠れなかったような時は特に。あるいは、何か他のストレスを受けているときにも生じる可能性があります。人質に取られたとか、砂

漠のなかや山の上で強烈に暑かったり、寒かったりしたときのような、異常なストレスにも同じ作用が考えられます。もちろん、薬物も、その可能性があります——実際、私たちは、まさにこの理由から、ある薬物のグループを幻覚剤と呼びます。このグループのなかには、スピード（アンフェタミン）、LSD、エクスタシー、および大麻が含まれます。たとえば、高熱を引き起こすような身体的病気も、同じ結果を引き起こす可能性があります。概して声がきこえて——そして、消えるとき——私たちは、その原因が何であったかを認識し、そしてただそれを払いのけ、忘れて、先に進んでいきます。しかし、声を払いのけることができず、しつこく続いて苦悩を引き起こすとき、それは、異常となり始めるのです。

1980年代、Marius Rommeという精神科医が、患者さんの1人に興味をそそられました。その患者さんは、Jaynes著、The Bicameral Mind（1976）と呼ばれる書籍に基づき、自分の声についてある説明を展開させたのです。Romme医師とその患者さんは、オランダのあるテレビ番組に出演し、同じように声が聞こえる人たちに、連絡をくれるよう呼び掛けました。反応は、彼らの予想を大きく上回り、1000人近い人たちが、彼らに連絡を寄せました。カンファレンスが開かれ、そこで彼らは一堂に会し、お互いについてより多くのことを明らかにしました。およそ半分の人たちは、精神保健サービスと接触した経験がありましたが、残りの半分は、ありませんでした。人によって、自分の経験を高く評価している人もいれば、苦痛に感じている人もいました。さらなる調査から、声が聞こえる人たちの多くが、ポジティブとネガティブの混合の経験をもっていることが明らかになりました——ネガティブな経験をもつ人たちの半分は、声がポジティブな場合も経験していたのです。自分たちの経験に対するグループの説明は、さまざまでした（表2.3参照、この表には、これ以後明らかになった、他の説明も補足してあります）。これらの説明は、おそらく彼らのスピリチュアルで、文化的な信念と、さらには個人的な経験から生まれたものでしょう。声はまた、気分も反映しています——当人が幸せな気分のときには、声は静かになり、言うことも、喜ばしい内容となります。一方、当人が落ち込んでいるときには、声も、煩わしいものとなりかねません。そして今度は、不快な声が苦悩を引き起こし、そうしてネガティブな

表 2.3 「声」に対する説明

- 精神力動的：「抑圧されたトラウマ」
- ユング派：「無意識の発話からの衝動」
- 神秘主義的：「心の拡張の一部」
- スピリチュアル：神または悪魔
- 超心理学的：「スピリチュアルな才能、あるいは感受性、拡張した意識、異星人、占星術的」
- 医学的：「化学的バランスの崩れ、統合失調症」
- テクノロジーに関連した説明：人工衛星、など。

（Romme & Escher, 1989 に基づく）

サイクルが確立するのです。

　では、声が聞こえるというのは、正常なのでしょうか？　声が聞こえることが高く評価される社会では——福音主義的キリスト教から、シャーマニズムに至るまで——そうかもしれません。人々が深刻な、あるいはある種のタイプのストレス下に置かれているところでは、声が聞こえるというのは、正常な反応の一部ということもあります。しかし、それが「正常」とはみなされないところで、自分自身や他者に苦悩を与えるような信念が発達した場合、そうした思考は、その後、問題と化します。すなわち、正常を通り越してしまうのです。当人がそれらの思考に対処するのに助けを求め、時には、単にそれを駆除してしまいたい、と思うのは、この時点です。時に、声が言う事柄が、恐かったり、苦痛だったり、命令——何かをするように言う、概して、当人がしたくないと思っていることをするように言ったり——するのです。命令内容は、自分や他人を傷つけることかもしれず、きわめてつらいものです。こうなると、当人がこのような行動をとるのを避けられるよう助けるために他者が介入する、十分な理由となるかもしれません。

正常な人々におけるパラノイア

　もし誰かに、あなたは最近、パラノイアを経験しましたか、と尋ねたら、極めて多く（10 〜 15％）が、経験した、と答えるでしょう。そして繰り返しになりますが、これまでのいつかの時点でそのような経験をしたことがある、という人は、もっとずっと多いでしょう。現在や過去にどのよう

な経験をしているかによってずい分と違ってくるはずです。全体主義体制のなかで生きている人にしてみれば、パラノイアというのはひとつの生き方であり、理にかなった生存方略なのかもしれません——他者が自分をこっそり見張っている、あるいはあなたの活動を警察に通報するかもしれない、と疑り深くなるのは、グラスノスチ（情報公開）を伴う改革以前のソビエト連邦では、ごくあたりまえのことでした。イギリスの都心のいくつかの地域に住んでいる人にとっては、やはり、どのような危機的状況でも行動できるよう抜け目なく気を配っていることは、かなり重要ですから、ある程度のパラノイアは、十分理解できることなのです。では、もしそれが極めて一般的であるなら、いったいいつ、それは正常ではなくなってしまうのでしょうか？　**苦痛をもたらす**という観点からすれば、都心や全体主義体制におけるパラノイアをもつ人というのは、それがいったい誰であるかにかかわらず、異常である、と主張するのは、理にかなっています。しかし、その解決策は、通常は、精神保健サービスからの支援を求める、ということではありません（それに、このようなことがこれまでに起こったところ、繰り返しになりますが、過去のソビエト連邦では、精神保健サービスは、時として、あらゆる国家に対する異議を精神障害とみなす国家的見解を強化するために利用されてきたのです）。概して政治的な解決の方がより適切だったのです。しかしながらそれは必ずしもそれほどわかりやすい話ではありません。たとえば、英国や米国といったような民主主義国家においても人びとは、特に彼らが少数派出身であるとき、迫害され、汚名を着せられた、と感じていますし、またそういうこともあるかもしれません。したがって、他者、とりわけ政府や警察に対する恐怖が正当化される、すなわち、正常であるのはいつであり、そうでないのはいつなのかを決めるのは、時として非常に難しいことがあるのです。

　苦痛をもたらすパラノイアは、正常（＝ normal）とみなすことが困難なことがあります。とりわけ、そのようなパラノイアを経験する理由が存在しないように思われるときには、特にそうです。しかし、それは、観察者が警戒する必要性を認識していないから、という場合もあります。たとえば、観察者がパラノイアを経験している人物と社会的に異なる集団の出身であったり、関連の情報をもっていないために、パラノイアを経験して

いる当人が、それを伝えるのに困難があったり、あるいは、観察者を完全には信用できないと感じたり、それどころか問題の一部になっている可能性があると感じてしまったりします。ですから、何が正常かの決定は、結構ややこしいことがあるのです。

社交不安——人と一緒にいることに対する恐怖——の延長としてのパラノイアは、人と、人が自分にするかもしれないことに対する恐怖になります。どういう時はあなたのパラノイアで、どういう時には誰かがあなたに何かしようとしているのでしょうか？　あなたがパブに入って行ったときに、その場の全員があなたのことについて話をしていたために突然、静まり返ったとしたら、あなたはどう感じるでしょう？　それともそれは単なる偶然なのでしょうか？　トラウマは、持続的な影響をもたらす可能性があります。たとえば、自分を守る必要を持続的に感じる、といったようにです。いじめは、防衛的な機能としてのパラノイアを誘発します。

もし私たちが、「平均的」——大勢の人に起こる——という観点から、パラノイアが正常かどうかについて考えたならば、数値的には、それが正常であることを示唆しています。しかし、パラノイアの程度と、それに対する反応の仕方、たとえば、決して家から出ない、といった反応の仕方が、異常な反応を意味する場合も、もちろんあります。しかし、それは、実際どの程度の苦悩がもたらされるか、あるいはどの程度、機能が奪われてしまうかによるように思われます——ですから、重要な問題として、このことにこだわるのは、おそらく意味があるでしょう。しかし、苦悩を経験するのは、時として、他の理由の代償と考えられることもあります。苦悩を経験する代わりに、たとえば、薬を飲まなくて済むとか、その苦悩に勝る財政的、もしくは個人的な報酬を受けられるといったようにです。

これが重要なのは、正常でないというのが、精神病の素人定義だからです。たとえば、奇妙で、風変わりで、あるいは極端な行動、怒っている行動が含まれることもあります。正常というのは、文化的価値によって確立されますが、究極的には、自己定義される必要があります——ただし他の人たちが、ある個人の行動によって影響されるような場合は別です——。

到達点

　ストレスにさらされているとき、人は、疲れを感じ、気の置けない友人や、知人、および知らない人と一緒にいることを含め、ストレスの多い環境を避けたいと思いますが、これは正常なことです。通常、親しい友人や家族は支援的なものですが、それでも時おり、その彼らが、「どうにも厄介な悩みの種」になりうることがあります。抑うつ状態や、消極性によって、仕事や勉強や友人を回避するようになることがあります。短期的には、これは、必然的で、かつ有益であることもあります。このような状態に陥ることで、人は、自分に起こってきたことを徐々に考え直し、もしかすると自分が抱えてきた問題の解決に集中するかもしれません。あるいは単にその平和と静寂によって、回復するのです。しかし、たいていの人にとって、自分自身のペースで、自分が快適に感じる交際や活動のレベルへ徐々に戻り始めるのが標準的です。しかし、このようにならない場合、それが、さらなる抑うつ状態を導き、機能の妨げとなる恐れがあります。そうしてその人たちは、仕事をしたり、友人と会ったりといった、当人が、理想的にはやりたいと思っているような物事ができなくなってしまいます。逆に、周りの人びとの標準的な反応は、軽く励まして当人を動機づけてみようとすることから、その対極の、「だらだらと怠けてないで、何か仕事をしなさい」と言うに至るまで、幅があります。このように言うのは、当人を動機づけようとしてのことなのかもしれませんが、その目的を達成することは、ごくまれです。したがって、病気の人におけるこれらの「陰性症状」は、極めて理解しうるものです——人が苦痛な経験から回復するためには時間が必要なのです。たとえば入院や、その他の心理学的トラウマのように苦痛な経験からも——ストレスを避けることにより、批判的な声が聞こえるとか、他の人たちが自分のことについて話しているといった、苦悩を引き起こす症状をいくらか緩和することができます。昼間の喧騒を避けるために、夜、寝ないで起きている、というのも、この一部かもしれません。結局のところ正常な生活への復帰は、徐々に進む傾向があります。そうするよう圧力をかけられてではなく、励ましと、時にはそうするためのガイダンスを受けて、自分にはできると感じながら、当人自身が前進していく

ものなのです。

文化的、宗教的側面

「正常とは何か」ということの宗教的、文化的側面については、本章のなかですでにかなり述べてきました。自動思考は、生活の一部であり、多くの場合、文化的、宗教的信念がこれらの思考を形成する可能性があります。たとえば、妻を失ったフレッド（図 2.2 と 2.3）は、普通に「罰が当たる」とか、「幽霊」を信じる文化のなかで育ったのかもしれません。そうなると自動思考は、「それは私のせいだ──自分の行動の代償だ」とか、「彼女は、先祖の幽霊に加わり、私を導いてくれるだろう」といったものとなるでしょう。同様に、声は、「精霊」、「悪魔」、あるいは「神」によるもの、と考えるようになることもあります。

パラノイアのなかには、正常と考えられるものがあります。それが異なる文化に由来し、経験が好ましくない場合です。心に湧き起こってくるであろう自動的な質問は、「私の肌のせいで、彼は、私のことをあのように見ているのだろうか？」です。その他、「彼がその仕事を与えてくれなかったのは、私の経歴のせいだ」も、その一例です。これらの思考は、事実に基づいている場合もかなりあるでしょう。しかし、それらが私たちの日々の生活に影響を及ぼし、私たちの思考を乗っ取り始めると、苦悩を与えるものとなります。

それでは、正常とは何なのでしょう？

正常であるというのは、概して、苦悩を与えるものではありません──ただし、時には、そのようなこともないとはいえません。しかし、もし苦悩を与えるものであったとしても、そのような状態は、通常、あまり長くは続かないものです。信念が他者の妨げとならない限り、結局のところ、その信念を持ってはいけない理由を理解するのは難しいものです。──もっとも短期的には、もし誰かがそれらの信念によって苦しめられ、機能の妨げとなり、危険にさらされているとしたら、他の人たちは、それ

らの信念を理解し、時にはそれに替わる、受け入れられるものを見つけようとするかもしれません。正常であるためには、実際、ある特定の出来事の意味について、少なくともあなた自身の文化のなかで、他者との同意を必要とする傾向があります。しかし、それでも個別の信念については、依然として、独自に異なっているということもありうるのです。

参考文献

Cox, D. & Cowling, P. (1989). *Are You Normal?* London: Tower Press.

Jaynes, J. (1976). *The Origin of Consciousness in the Breakdown of the Bicameral Mind.* Boston: Houghton Mifflin.

Rachman, S. J. & de Silva, P. (1978). Abnormal and normal obsessions. *Behavior Research and Therapy*, **16**, 233–48.

Romme, M. A. & Escher, A. D. M. A. C. (1989). Hearing voices. *Schizophrenia Bulletin*, **15**, 209–16.

第**3**章

パラノイアと異常な信念の理解

Paul Cromarty & Robert Dudley

概観

　本章の目的は、パラノイアおよびその他の妄想について、より充実した総説を提供することにより、これまでの章を基盤にさらに発展させていくことです。この章では過度のパラノイアを抱える人の苦悩と孤独を軽減するために、ホームワーク演習と併せ、パラノイアをよりよく理解するための認知行動療法テクニックを説明していきます。

章の内容
- パラノイアとは何でしょうか？
- 正常な経験としてのパラノイア
- 疑い深さとパラノイアの共通の特徴
- パラノイア的思考は、どれほど一般的なのでしょうか？
- パラノイアは、役に立つこともあります
- パラノイアの否定的側面
- パラノイアを理解する
- 恐怖症の例
- パラノイアというのは、本当にそれほど奇妙なのでしょうか？
- 強力な固定観念（妄想）
- あなたはパラノイアに苦しんでいますか？
- パラノイアと精神疾患
- パラノイアの原因
- 生化学

- ストレス
- 代わりとなる理解
- 自分自身を助ける
- 薬物療法
- パラノイアに対するCBT
- 行動に移す
- 自分に自信をつける
- 文化的、宗教的側面
- 要約

パラノイアとは何でしょうか？

　パラノイアは、疑い深いこと、あるいは信用しないことを表すために用いられる言葉です。精神保健サービスに携わる人たちによって用いられる場合、他者に対する非現実的な、あるいは誇張された疑惑について述べるために用いられます。このパラノイアは、他の人からは、そのような懸念を抱く根拠など何もなく、現実との「接点を失っている」のではないかとみなされることもあります。そのことがパラノイアを経験している当人には見えないことが多いので、パラノイアは観察者の視点から、定義される傾向があります。パラノイアになると、人は、自分の周りの人たちの動機に絶えず疑問を抱いたり、疑い深くなり、ある特定の個人、あるいは一般の人々が「わざと自分をやっつけよう」としている、と信じるようになる可能性があります。

　パラノイア的な観念や行動は、私たち全員に起こりうるものであるとともに、不安や抑うつを含む、多くのメンタルヘルスの問題においても起こる可能性があります。しかし、パラノイアは、最も一般的には、妄想型統合失調症、もしくは妄想性障害といった病気に関連があります。

第3章　パラノイアと異常な信念の理解　53

正常な経験としてのパラノイア

　パラノイアは、一部の情緒的問題において一般的ですが、私たちの多く
も、どこかの時点で、他の人たちが自分のことをどのように思い、自分に
対してどのような意図を抱いているのかについて心配に思った経験をもっ
ているものです。これは、夜遅くにバスを待っているときや、暗い路地を
歩いていくとき、あるいは混雑した部屋に入っていこうとするとき、と
いったように短い経験のこともあります。このようなとき、周りにどのよ
うな人がいるか、自分の後ろにいる人たちの声が聞こえるかどうか、と
いったことにいつもより注意を払うかもしれません。あなたが最後に、10
代の若者たちの集団の横を通りすぎたときのことを考えてみてください。
警戒し、ややパラノイア的な状態だったことを思い出すかもしれません。
これらの状況でこのような思考を抱くのは、理解できます。それには、防
御的な作用があるからです。あるいは、これらの懸念は、もっと複雑に入
り組んだものとなり、長く続くこともあります。たとえば、9.11（アメリ
カ同時多発テロ）や7.7（ロンドン同時爆破事件）の惨事のすぐ後、多く
の人たちが、不安な気持ちを報告しました。強い脅威と、次に何か起こる
のかをめぐる不安感によるものでした。

個人例

ロバート

　個人的レベルで、私は、ニューヨークの同時多発テロの後、自宅でラジ
オを聞いていたことを覚えています。ラジオは、米国では、農薬の空中散
布用飛行機は、離陸禁止になった、という話を報告していました。テロリ
ストが都市に毒ガスを散布するのを防ぐためです。もちろん、次に何が起
こったかというと、小型飛行機がわが家の上空を繰り返し飛んでいく音が
聞こえたのです。私たちは都心に住んでいますから、飛行機が上空を飛ん
でいくなどということは、めったにあることではありません。そのため飛
行機が行ったり来たりするのは、いっそう異様な感じがしました。私は、
不安になりました。これは、ひょっとして家族と私に対する危険ではない

か、と心配になりました。この飛行機は、毒ガスを散布しているのかもしれない、と気が気ではありませんでした。私は、外に出て行き、飛行機を見上げた後、家中の窓を閉めました。その時、主人は出かけていて、私が幼い子どもたちの世話をしていました。そのせいで、私は、あまりよく眠れていませんでした。これでもう大丈夫と、私は、納得しました。第一に、風が強く吹いていましたから、どのような毒であろうと風で散ってしまうだろう、と思ったからです。

ポール

　9.11に、私は、実はアメリカの空港にいました。今にも飛行機に乗り込もうとしていたところだったのです。振り返ってみると、これはパラノイアではなく、実際に恐ろしいことだったのです。ですから、別の例についてお話ししたいと思います。人は、本当のトラウマ的環境や脅威的な環境が何もなくても、パラノイアになりうることを示す例です。ある朝、私は、ひどい二日酔いで目が覚めました。新鮮な空気を吸おうと、散歩に出かけることにしました。牛たちの牧草地を通りすぎているとき、突然、牛たちが一斉に私のことをじっと見つめているのに気づきました。私は、自意識的になり、疑いの念さえ抱きました。いったい牛たちは、私の何をあんな風に見つめているのだろう？　どういうつもりで何のためにあんな風にじっと見ているんだろう？　私は牛たちが何かよからぬことをたくらんでいるかのように行動し始めました。まるで牛たちが狡猾な思考を抱き、頭脳をもっているかのように思ったのです。それらの牛が、私が知らないことを何か知っていて、一緒になって、何らかの陰謀を企んでいるように見えたのです。私は、どんどん歩いて行きながらも、ちらっちらっと振り返り続けていました……牛たちは、私のことをじっと見つめ続けていました。

　この例から、私たちは、パラノイアと他の人たちに対する心配を理解するための重要な要素について、いくつか考え始めることができます。

第3章　パラノイアと異常な信念の理解　55

疑い深さとパラノイアに共通の特徴

1. 多くの人たちが、このような経験をしている。
2. 私たちが自分の安全を保つ必要を感じているとき（たとえば、夜遅く一人でいるとき）といったように、特定の状況で起きることが多い。
3. これらの懸念は、私たちが脅威を感じたり、不安に駆られているときに起きる可能性が高い。
4. 私たちがストレスに晒され、よく眠れていないとき、あるいはお酒や薬、もしくはこれらすべての組み合わせで、はっきりと物事を考えられないときに起きる可能性が高い。
5. 誰か他の人が私たちを差し迫って傷つけようとしていると、確信するようになることに特徴づけられる。
6. よりバランスの取れた見方ができるよう助けてくれるかもしれない人に、自分の懸念を確かめてみる機会があるとは限らない。
7. 自分自身を安全に保とうとして、余計に特別な手立てを講じる。自分の背後にいる人たちが何を言っているのかに耳を澄まし、危険を察知しようと絶えず確認している。
8. 私たちは、自分が間違っているかどうかをあえて明らかにすることはせず、むしろ自分は自分自身を安全に保ってきた、と確信する。ロバート：「私は、今では、飛行機には毒など積まれていなかった、と信じています。でもあの時、私は、ただ家族と私が安全だとわかってほっとしたのです」。ポール：「私は、今でもあの牛たちについては納得していません。あなただって、あの場にいればわかりますよ！」

パラノイア的思考は、どれほど一般的なのでしょうか？

　多くの人たちがパラノイア的な思考や経験をもっている、といっても間違いではないでしょうが、研究からは何が分かってきたでしょうか？ Daniel Freeman は、ロンドンの精神医学研究所の心理学者です。彼と同僚らは、インターネットを通して、1200 人以上の学生に、疑い深さとパ

ラノイアについて尋ねました。調査に参加した学生の3分の1以上が、最近1週間以内に他者の意図について心配した経験をもっていました。調査からは、友人、知人、あるいは見知らぬ他人が、自分に敵意を抱いているかもしれない、あるいは故意に自分をじっと見ているかもしれない、という思考が明らかになりました。したがって、多くの人たちにとって、これは、日常的に起こる出来事のように思われます。実際、52%が、「他人に対して警戒する必要がある」という考えを毎週抱く、としてこれを裏づけていました。それよりは少ないながら、誰か、自分に対して秘かに何かを企んでいる人がいる、あるいは自分に対する積極的な陰謀が練られている、と信じている人もいました（最近1週間に8%）。このタイプの研究は、一連のパラノイア的思考がどれほど一般的であるかを示すものです。Lynn Ellettと、エクセター大学の彼女の同僚らによる同様の研究によれば、パラノイアは人間に一般的な経験であり、参加者のちょうど半分弱が、危害を与えようとする明確な意図を含めたパラノイアの経験を報告しました。したがって、必ずしも重篤なメンタルヘルス問題の徴候ではない、つかのまのパラノイア的考えをもつことは、誰にでもありえ、かなり一般的でさえある、というように思われます。

　パラノイア的思考が一般的であることは明らかです。しかし、必ずしも全員が、抑うつ的になるわけでも、また自身の思考に煩わされるわけでもありません。一般人口の4%から10%の人たちが、精神科医の面接を受ければ、妄想的（現実との接触を失っている）とみなされるようなパラノイア観念も含めた、強い信念を抱いているように思われます。これらの数値は、一般人口における抑うつや不安を抱いている人たちの数に極めて近いものです。このことを知っておくことは重要なことでしょう。というのもパラノイア的考えが非常にまれであり、精神疾患を患っている兆候であると思われてきたからです。しかし、徐々にですが、このような信念と観念が比較的一般的であり、不安や懸念の広い範囲に存在し、それは、軽い疑い深さから、他者が自分に危害を加えようとしていることに対する極度の恐怖と絶対的な確信に至るまで幅があることが認識されつつあります。

パラノイアは、役に立つこともあります

　パラノイア的に感じることが比較的一般的な経験であることは、理解できます。しかし、なぜそうなのか、私たちは自分自身に問う必要があります。不安で、心配で、パラノイア的に感じたいと思う人など、誰もいないからです。パラノイア的に感じたり、あるいは人から虐げられているように感じるのは、気分の良い経験ではない一方で、パラノイアには価値がありうる、というのも、真実のようです。たとえば、夜遅くに歩いて帰宅する場合、私たちは、危険を感じ、それゆえ振り向いて確認し、いつでも闘争か、逃走（逃げる）できるよう、準備を整えるかもしれません。種としての人間は、過去において正真正銘紛れもない脅威に直面してきました。私たちの身体は、これに対して効果的に反応し、適応する必要があったのです。これは、私たちの起源までさかのぼることができます。私たちの祖先は、大きなかぎ爪や歯をもつ他の種からの脅威に直面し、後には、進歩した武器やよろいかぶとを身につけた人間からの脅威に直面するようになりました。加えて、人として、私たちは、資源を求めて競い、闘う必要もあるでしょう。もし成功したとしても、自分の社会的地位を保とうと思うなら、自分に対する他者の意図を懸念するのは、理にかなっているのです。

　このように、パラノイアというのは、脅威に晒された状況（夜遅く歩いて帰宅する、など）で自分を助けるうえで、あるいはより長期的には、自分の権威ある地位を維持するうえで役に立つことがあるのです。ローマ皇帝やマフィアのドンの歴史に例をとってみれば、どれほど多くの者たちが、自分の最も身近な者たちに殺されたり、裏切られたりしたかは、一目瞭然です。したがって、トップで生き延びるためには、実際、他人は自分をわざとやっつけようとしている、信頼などばかばかしい、あるいは危険でさえある、と考える必要がおそらくあるのです。最近、マンチェスター出身のAnthony Morrisonという心理学者と彼の同僚らが、ある発見をしました。メンタルヘルス問題がないと認められる人々は、パラノイア／疑い深い思考に価値を置くことが多く、パラノイアが人を安全に保つのに有益であると信じている、というのです。このように、人が、生き延びる方策としてパラノイアを用いることに価値を置いていることがわかります。

パラノイアの否定的側面

　当然のことながら、警戒し、他者の意図を疑うことは、いくつかの点で役に立つかもしれません。人を信用しなければ自分が傷つけられる可能性はより低くなる、と思うかもしれません。問題は、信用できる人たちが多いのに、あなたがこのような見方をして疑っているとしたら、どのようにしてそれを明らかにしたらいいか、ということです。これは、パラノイアや不信に伴う問題です。危険はないか、と常に目を光らせていると、いつも脅かされているような気持ちになります。いつも脅かされているように感じていると、決して安心な気持ちにはなれないのです！　それでは、多くの状況は安全であり、もっとリラックスしてもよいということを学ぶことができなくなってしまいます。パラノイア的に感じることに利点があるのかどうか、そしてこのように感じることに何か問題や不利益はないのか、自分自身のために考えてみるとよいでしょう。

　これまで、パラノイア的に感じることでどのような結果になりましたか？　パラノイア的に感じることの利点を挙げられますか？

1.

2.

3.

　これまでに、パラノイア的に感じることでどのような結果になりましたか？　パラノイア的に感じることの不利益な点を挙げられますか？

1.

2.

3.

パラノイアを理解する

　今まで述べてきたように、時おり、パラノイア的に感じるのは、正常なことであり、有益でさえあります。ほとんどの人たちにとって、それは、あまりにも苦痛で、生活の妨げとなるほどにはなりません。パラノイアが、切ることができないスイッチのように極端に走ってしまうと、人は、何が安全で、何がそうでないかを区別する能力を失い始めるかもしれません。したがって、何がパラノイアをいつまでもしつこく続かせてしまうのかを私たちは理解しなければならないのです。

　近年、精神医学的観点からではなく、心理学的観点から、パラノイアなどの問題を理解しようとする努力がなされています。ここでの違いは、精神疾患モデルが、パラノイアなどの問題を正常な経験とは非常に異なっているとみなす傾向があるのに対し、心理学的アプローチでは、正常な経験との類似点を強調するということです。心理学的アプローチでは、落ち込んだ気分や不安を、単に誰でも経験する可能性のある正常な感情が誇張されたものと考えます。このように誇張された結果は、より詳しく目を向けてみれば理解しうるものであるにもかかわらず、一見すると非常に奇妙で、不合理であるかのように他人の目には映ってしまうのかもしれません。恐怖症は、この良い例です。他の人が恐れないような状況に恐怖や脅威を感じる人がいます。ひょっとしたら、高いところや、鳥、イヌ、蛇、あるいは昆虫といった動物を恐れたりするかもしれません。これらを恐れる人たちは、何か悪いことが起きて、自分は傷つけられてしまう、あるいはせいぜい良くても、恐怖のせいで自分を愚かに感じたり、屈辱的な気持ちになるだろう、という考えを抱いています。彼らは、これらの恐怖に極度の苦痛を感じているのです。このような人たちは、自分が恐れる物事について、

いきなり強力な結論へと飛んでしまうことがあります。そして多くの場合、それらが真実かどうかを確かめるために様子を見る、ということをしないのです。これらの信念は、それを抱いている当人には非常に現実的に感じられるのですが、他の人からすると不合理な恐怖とみなされることがあります。なぜなら、他の人たちは蜘蛛やスズメバチ、高い所などを、恐れていないからです。恐怖症を抱える人たちは、自分を恐れさせる物事を、なぜ他の人たちは気にしないのか理解できないのです！

　恐怖症的な不安に目を向けることは、おそらくパラノイアを理解し始めるための非常に良い方法でもあるでしょう。両者はいずれも、脅かされているという気持ちや、その脅威自体に対処できない気持ちに関係していると思われます。共に脅威に感じる状況から逃げたり、それを避けたりします。どちらの場合も、さらなる脅威が自分に忍び寄ってくるのを防ぐために、絶えず確認したり、周りの環境を入念に調べます。何か、恐ろしいことはないかと入念に調べることに価値があるように感じられ、安全を保つのに不可欠でさえあるように感じられます。しかし、実際には、そのようなことをしていると、人はイライラして、怯え、リラックスできないのです。このような状態が長く続くと、人は、生活をそれに合わせ、自分自身を制限してしまうようになります。どのような状況がその恐怖や、その結果として生じる不快な感情の引き金となるかを、本人が確信している場合には特にそうです。「怯えて、その状況から逃げるのはうんざりだ、次回もまた同じことが起きることはわかっている、いっそ完全に避けてしまえばいいんだ」と彼らは考えます。恐怖症を抱える人が脅威を避けたとしても、必ずしも安全になれるわけでも、リラックスできるわけでもありません。なぜなら彼らは、絶えず、将来的な脅威がないかと目を光らせているからです。こうなると、安心しようとして回避したにもかかわらず、恐怖をますます悪化させてしまうだけなのです。

　パラノイアも、おそらくこれに似ています。（パラノイアの場合）人は、自分は脅威に晒されている、という強い考えを抱いています。ほとんどの場合、この脅威とは、他者からのものでしょう。誰かが自分に危害を与えようとしている、という強い考えを抱いているだけで、非常に恐ろしくなるものです。たとえ他の人が、そんなことは真実ではない、とみなしたと

してもです。そのせいで当人は、ひどく脅かされ、用心深く、人を信用できない気持ちになってしまうのです。

恐怖症の例

　このように恐怖症と比較して考えるのは、パラノイアを理解するうえで重要である、と私たちは考えます。そこで、人はどんな風にして恐怖症を抱くのか、もう少し詳しく考えていくことにします。スズメバチを恐れる人は、スズメバチは危険であり、外に出たら、スズメバチに襲われるだろう、と信じているかもしれません。それは、スズメバチは、他の人たちよりも自分を標的とする、という信念です。要するに、スズメバチが、自分に対して有害な意図を抱いている、と信じているのです。このためその人は、夏は家のなかにいるか、さもなければグレーの服を着てしか外出しません。スズメバチは、明るい色にしか惹かれない、と信じているからです。また、砂糖がスズメバチを引きつけるからという理由で、甘いものや炭酸飲料は、決して口にしようとしないのです。

　この例から、スズメバチに対する恐怖症をもっている人は、スズメバチというのは、彼らに危害を与えようという意図をもっている、と信じていることがわかります。彼らは、恐れ、その害が起こるのを防ぐために何らかの措置を取るのです。警戒し、トラブルに目を光らせます。あるいはできる限り外出を避け、もし外出が必要な場合には、ハチの注意を引かないであろう服を着るのです。スズメバチ恐怖症の人たちがこんなことをするのは、攻撃されると信じているからだということがわかれば、彼らの感じ方や行動の仕方は、スズメバチ恐怖症のない人にとっても理解しやすくなるでしょう。

> このように恐怖症を理解することが、パラノイアのような問題を理解するのに役立ちます。なぜ私たちは、時おり、パラノイア的に感じるのか、より詳しく考えていくことにしましょう。

パラノイアというのは、本当にそれほど奇妙なのでしょうか？

　仕事仲間がわざと自分に危害を加えようとしていると考える人びとは、気が狂っている、あるいは精神病である、とレッテルを貼られます。スズメバチにねらわれると考える人びとは、心配症か、さもなければ神経症的だとレッテルを貼られます。ちょっと待ってください！　ひとつのグループは、現実との接触が切れているとみなされ、もう一方は、理解できるし、取るに足らないとさえみなされるのです。ひとつぶのちりほどの大きさの脳しかもたない昆虫が自分を襲撃する計画を企てていると考えることは、人間が自分を襲撃するかもしれないと考えることと同じくらい異様であることは確かです。

　アーロン・T・ベックは、認知療法を考案した人ですが、彼は、かつて、人における不安には、2つの重要なことが関連している、と述べました。
1. 脅威を誇張する、あるいは過大評価する一方で、同時に、
2. それに対処する自分の能力を過小評価する。

　恐怖症は、このように理解することができます。そこで私たちは、パラノイアも同様に理解可能なのではないか、と考えます。

強力な固定観念（妄想）

　他者の有害な意図についての心配が非常に強くなったり、あるいは相当に苦痛なものとなったとき、それは、メンタルヘルス問題の徴候であるとみなされます。他人からしてみれば、何ら心配する根拠などない、と思われる場合には、特にそうです。これが頂点に達すると、信念が非常に固定化し、強力となって、妄想と呼ばれるようになります。妄想の大きな問題は、それにとらわれているとき、当人はそれが妄想であるとは考えないということです。当人は、それが事実と確信しているのです。スズメバチ恐怖症を抱える人が、スズメバチが自分に対して悪意をもっていると（あたかもそれが事実であるかのように）確信しているのと同様に、パラノイアをもつ人は、他の人々が自分を傷つけようとしている、あるいは危害を与えようとしている、と信じ込んでいるのです。

あなたはパラノイアに苦しんでいますか？

　精神医学の教科書には、妄想的信念は、非常に固定し、硬直した、誤った信念であり、同じ文化圏の他の人たちはもっていないものである、と説明されています。これはどういうことかというと、妄想を抱える人は、他の人たちには理にかなっているようには思えない推論の仕方をしている、ということです。そして他の人にとっては、ごくあたりまえと思える証拠が、妄想的信念を抱える人には、認識されないのです。被害的信念は、妄想レベルに至ったパラノイア的考えです。たとえば、自分の家族が、自分を傷つけようと望んでいる詐欺師やクローンと入れ替わってしまったと信じることは、妄想的信念とみなされるかもしれません。なぜなら他の人たちは、そんなことは全くありえないし非現実的だと考えるからです。正直言って、ほとんどの人たちは、それをSF的だと思うでしょうし、全くばかばかしいことだと思い、それがどれほどの苦痛をもたらすかに思いが至らないでしょう。

　その主な特徴は、何らかの形で、現実との接触が失われているということです。もちろんそれは、自分が病気であり、妄想を抱いていることに気づかないということです。当人は、何らかの種類の脅威が存在している、と信じているのです。ですからそれは、本物と同じくらい恐ろしいものなのです。では、どうすればその違いがわかるのでしょうか？　そもそも自分が病気であると信じていないときに、病気の兆候を見つけることは、極めて困難です。自分が病気であることをわかっていないというのは、単に、メンタルヘルスの問題においてのみ見られることではありません。多くの身体的健康の問題において、人は、自分が病気かどうかを知らず、問題があると言われても、信じないことがあるのです。たとえば、高血圧の人の場合、何か重大な問題があることを示す兆候が、何も存在しない人もいます。そのため当人は、自分は元気です、と報告するかもしれません。このようなケースでは、調子が悪いことを誰か他の人から知らせてもらう必要があります。幸いにも、パラノイアの場合、妄想的信念を伴うパラノイア的な病気をもっているときには、それをわからせてくれる手がかりになるいくつかの兆候があります。そこで、これらの兆候のいくつかについて、

パラノイア的信念を発達させたある男性に起こったことの例を考えてみることによって、説明していくことにします。

症例研究

　トムは、職場で人々が彼に対して陰謀を抱いているのではないか、と心配になりました。彼は、その頃、強い不安を感じていましたが、それが何であるかを特定できませんでした。ある日、何もかもが危機に陥り、にっちもさっちもいかなくなったように感じられました。彼は、自分に対してひそかに陰謀を企んでいる、と言って人々を非難した後、自制心を失ってしまいました。なぜ彼らが自分に対してこのようなことをしているのか、彼にはわかりませんでした。なぜなら、トムは、彼自身の言葉で言わせると、「まったくふつうの男」だったからです。彼は、この人たちと数年間一緒に働いてきました。そして仕事仲間のことを友人と考えてきたのです。彼は、非常に動揺しました。職場の上司は、医師に彼を診察してもらいました。トムは、数週間、入院し、薬を処方されました。それが彼の回復に役立ちました。彼は、自宅に戻ってからも、同僚らについて時おり、パラノイア的信念を抱くことがありました。また、近所の人たちや家族についても同様の信念を抱きました。これは、彼にとって理屈に合わないことでした。なぜなら彼の家族は、親密で、支援的だったからです。彼は、最も最悪な瞬間には、陰謀の背後にある理由を探して行き詰まってしまい、たえず自分自身に「なぜ？」と尋ねたものでした。そう尋ねたところで、何の役にも立ちませんでした。なぜなら、陰謀に関する考えは、彼の病気の一部だったからです。そもそも初めから陰謀などないのだとしたら、それを見つけることも決してないはずです。こんな風に徹底的に考えあぐねたところで、心配で、脅威を感じるだけで、先へ進んでいくことができませんでした。彼はまた、仕事仲間がもはや彼のことを気にしなくなったことに腹も立てていました。

　後に彼は、自分がパラノイアだったとしても、始まりは職場で行き詰まった日ではなかったことに気づきました。それに至る数週間前から、かげんが悪かったのです。この間中、彼は、実際、職場の仲間との会話を避けていました。考えられる脅威や彼に関するひそひそ話に毎日、警戒し続

けました。これは、彼をますますイライラさせただけでした。問いかけた
誰もが、彼に対する陰謀を否定し、彼の質問に困惑したようにみえました。
そのとき、彼が初めて退院したときに、2人の同僚が彼に会いに家を訪れ
たことを思い出しました。彼は、それまでそのことを忘れていました。そ
してそのときに、自分が非常に疑い深く、彼らに対してよそよそしかった
ことを思い出したのです。もし彼らが、心配した同僚として立ち寄っただ
けだったなら、トムの態度は、嫌な思いをさせたとしても何ら不思議のな
いものだったことが、理解できました。トムは、もし人々が彼のことをよ
そよそしく感じ、何ら身に覚えがないことについて責められると思えば、
近づいてこないのも不思議はないことを理解しました。もうひとつの可能
性として私たちが話し合ったことは、人々は、精神的に病んでいる人にど
う接していいのかわからず不安でびくびくしているのではないかというこ
とです。癌を患う人、家族の誰かが亡くなってしまった人、あるいは抑う
つ状態にあったり、精神的に病んでいる人に対して、何と言ったらいいの
かわからない、という人々を見かけることは、よくあることです。

この例からわかることは、トムにとって兆候のいくつかは、次のようだっ
たということです。
1. 友人や同僚らの行動について尋ねたとき、彼らは、面食らい、彼が
   いったい何を言おうとしているのかわからない様子だった。
2. 医師が、彼を診察するために呼ばれた。このようなことは、通常、あ
   ることではない。
3. トムは入院し、抗精神病薬を与えられた。
4. トムは、長い付き合いの友人たちの態度が変わってしまった、と思い
   込んでいた。
5. トムは、自分の懸念について妻に話していなかった。
6. トムは、緊張を感じていたとき、家族を信頼しなかった。いつもの彼
   ならそうではなかっただろう、と思われた。
　先に言及したように、懸念が現実的かどうかを知ることは、非常に困難
です。そして不安に感じているとき、釣り合いの取れた見方を維持するこ
とは、非常に難しいのです。トムの例では、状況がおかしかったことは、

多くの兆候から明らかでした。おそらくどれかひとつの兆候を取りあげれば、その理由は、何とでも説明できたでしょう。たとえば、トムは、自分自身に向かって、こう言ったかもしれません。友人たちに異議を唱えたとき、彼らが困惑した様子だったのは、それが、意図を隠すための方略だったからだ、というようにです。しかし、兆候のすべてを考え合わせたならば、それらのすべてを説明することは、より難しくなるでしょう。そうなったら、これらが問題の兆候であるかどうか、バランスの取れた考えをすることが重要かもしれないのです。

　あなた自身、同じような兆候に気づいたことがありますか？　他の人たちが共有しないかもしれない懐疑的な考えをあなたが抱いているのかどうか、次の質問（次頁上）に答えることで、考えてみましょう。

　もしあなたがこれらの質問のほとんどに「はい」と答えたとしたら、あなたは、極めて疑い深く、パラノイア的に感じている可能性があります。これらの質問から、自分自身にこう尋ねてみるとよいでしょう、「私の友人／パートナー／両親／きょうだいは、私について、これらにどのように答えるだろうか？」、誰か他の人が、これらのことが起こっているかどうかについて、違う見解をもっているとしたら、あなたは、この意味をどのように理解しますか？　さらに、次のようにも自分自身に尋ねてください、「私は、これまでいつもこのように感じてきただろうか？」。もしそうではないとしたら、何が変わったのでしょうか？　あなたは、これらの経験について誰か他の人に話したことがありますか？　もしないとしたら、なぜ言わずにいるのでしょうか？　人がそれをどのようにとらえるかを明らかにするために、誰か他の人で、あなたが信頼できる人に話してみて、その人がどう思うか知ると役立つでしょう。誰か別の人に話したことがあるという場合は、その人は、何が起こっていると思うと言いましたか？　その人は、あなたとは違うとらえ方をしていましたか？

　自分の考えの中に、完全にはつじつまが合わない部分があるとか、他の人が別の見方をする面がある、と思う場合は、ひょっとしたら、あなたが間違っている可能性を考慮する必要があるかもしれません。もちろん、そうなったらあなたの考えが完全には正しいとはいえないとしたら、いったい何が起こっているせいでそのように気分悪くさせられているのか明らか

私は、パラノイアである可能性があるのだろうか？　私に起こっていることは確かに起こっているのか、それともひょっとしたら私の心のなかのことなのか、どうしたらわかるのだろうか？　次に述べることに、あなたは賛成か、それとも反対か、答えてください。

体験	あなたの評価		
他人は信用できない気がする	はい	いいえ	わからない
私に対する陰謀が存在する気がする	はい	いいえ	わからない
誰かが私を傷つけたがっている気がする	はい	いいえ	わからない
人々が私を見る見方には意味がある	はい	いいえ	わからない
私に宛てたメッセージが、テレビや新聞から流れている	はい	いいえ	わからない
人々は、私に特別な注目をしている	はい	いいえ	わからない
他の人が私の話に同意してくれなくて、不満に感じる	はい	いいえ	わからない
人々は、私のことを心配してくれるが、私の考えは理にかなっていない、と言う	はい	いいえ	わからない
私の信念や疑いは、本当に、私にとって完全に理にかなっているだろうか？	はい	いいえ	わからない

にする必要があるでしょう。

パラノイアと精神疾患

　私たちの多くは、ときには、自分に対する他者の意図を非常に心配するのは明らかですが、必ずしもすべての人が、障害となるほど心配するようになるわけではありません。私たちの多くが時おり、悲しくなり、落ち込んだ気持ちになるのと同じです。それは、いつまでもしつこく続く、うつ状態と同じではありません。ですから、何が他者に対する恐怖をもたらし、何がそれを維持している可能性があるのかについて、私たちはもう少し理

解する必要があるのです。

パラノイアの原因

遺伝的、あるいは家族要因

　パラノイアを引き起こす遺伝の役割については、これまでほとんど研究がなされてきませんでした。科学者らは、パラノイアのある人の家族が、標準罹患率以上に、統合失調症やうつ病になるわけではないことを明らかにしました。パラノイア障害、またはこの障害になりやすい素質が、遺伝されるかどうかはまだわかっていません。

生化学

　精神病性障害（現実との接触を失っているとされる）は、抗精神病薬によって改善可能であることが明らかになったことで、研究者らは、脳化学の異常に原因を探し求めるようになりました。研究結果は、非常に複雑です。というのも、ある神経から別の神経へメッセージを伝達するますます多くの化学物質（神経伝達物質）が発見されてきているからです。これまでのところ、決定的な答えは、何も明らかにされていません。現代の精神医学において、薬物療法は、症状を改善、あるいはコントロールするための効果的な手段として広く用いられています。しかし、果たして生化学的な脳の変化がパラノイアを引き起こす原因となるのかどうかについては、依然として明らかにされていません。

　アンフェタミン、コカイン、マリファナ、LSD、あるいはその他の興奮剤や、「幻覚」剤の乱用は、パラノイアを導く可能性があります。妄想型統合失調症といった主要なメンタルヘルスの問題を抱える人たちは、これらの薬物の影響を受けると、症状が悪化することに気づくかもしれません。大麻は、ますますパラノイアの発症と持続に関連していることがわかってきています。それはおそらく、その強さが増しているせいか、あるいはより広く使われるようになってきたことが原因かもしれません。

ストレス

　研究者のなかには、パラノイアが高レベルの生活ストレスに対する反応である可能性がある、と考えている人もいます。この見解を主に支持する証拠は、パラノイアが、移民や戦争捕虜、および深刻なストレスを経験している人に、より一般的に見られる、というものです。時おり、新しい、非常にストレスフルな状況へ急激に押し込まれたときに、人は、「急性パラノイア」と呼ばれる激しい病態にかかることがあります。この病態では、パラノイア的考えは、短期間のうちに発展し、ほんの数カ月しか続きません。

　ひとつわかっていることは、被害的信念は、ひどい困難やストレスの時期に発展する可能性がある、ということです。たとえば、私たちがいじめを受けているとき、あるいは暴行や、その他の何らかの**トラウマ**の犠牲になっているとき、それがパラノイア的信念の引き金となることがあります。何か良くない出来事が子どもの頃に起こると、その後、そのせいでその人は、概してメンタルヘルス問題やパラノイアにかかりやすくなるということが、徐々に理解されるようになってきています。John Read というニュージーランドの心理学者は、パラノイアを抱える人たちが経験したライフイベントのタイプを検証し、多くの人たちがいじめを受けたか、あるいは性的、身体的暴行の犠牲者であることを明らかにしました。このように、苦痛を引きおこす考えは、本物の困難な時期に由来することがあるのがわかります。そして、トラウマ的出来事のなかには、パラノイアの引き金となるものもあるかもしれません。あるいは、子どもの頃にたくさんの不快なことを経験すると、そのせいで徐々に、脆弱になり、後の問題が出てくる危険要因が増すのかもしれません。

　このように、パラノイアに対する脆弱性は、現実の逆境から進展した可能性があります。同様に、人は、**現実**の現在の脅威に直面する可能性もありますし、また実際、直面するものです。人は、犯罪や脅迫や脅しの犠牲者となりますし、奇怪なことが起こるのも確かです。たとえば、人があなたのアイデンティティを盗む可能性があることは明らかです。したがって私たちは、現在起こっていることには何らかの本当の真実があるのかもし

れない、あるいは過去に何か起こったのかもしれない、と常に考える必要があるのです。しかし、私たちはまた、自分が間違っている可能性についても考える必要があります。とりわけ、実際には脅威はもはや存在しないときに、あたかもそれが本当に存在するかのように行動しているときには、間違っている可能性があります。（子どもの頃）学校でいじめを受けたとしても、だからといって大人になった今でも誰もが同じようないじめをするということではないのです。過去において、脅威に対処できないと感じた経験があると、おそらく現在でも同じように感じてしまうのでしょう。かつて逆境に直面した経験があると、何か脅威はないかと目を光らせ、過大に見積もってしまうことがあります。そして自分は果たしてそれに対処できるのだろうか、と自分の能力を疑ってしまうのです。これは、状況そのものというよりも、そうした状況へ私たちが持ち込む、私たち自身の信念の問題といってもいいかもしれません。この信念のせいで、私たちは、他の人たちならそうならないでしょうし、またその必要もないような多くの状況で、用心深くなり、不信感を募らせることになりかねないのです。

　事の真相は、いったい何がパラノイアを引き起こす原因なのかわからない、ということです。遺伝学、脳の異常、あるいは幼少期の子育ては、いずれも、パラノイアにかかりやすくなる要因かもしれません。そして現在のストレスが引き金として作用するかもしれません。これらすべての組み合わせが、原因となるとも考えられます。

　問題を引き起こしたかもしれない原因を理解することは役に立ちますが、その一方で、CBT といった心理学的アプローチは、問題を*維持させて*いるものを治療することに、より関係しています。恐怖症といった問題に取り組む際には、問題を持続させているものに焦点を置くのが一般的です。そうした方が、原因について云々するよりも、より良いアウトカムを生み、はるかにうまく症状を軽減させることが明らかにされているのです。多くの場合、原因は明確です。たとえば、犬を恐れる人というのは、何年か前に犬にかまれたことがあるのでしょう。しかし、いったん恐怖症が確立してしまうと、人は、その恐怖症、もしくはその他の問題を持続させるようなことを行い、自分の信念が変わらないようにします。たとえば、逃げたり、あるいは犬、スズメバチ、高所、人、場所を避けることは、その場限

りの安心を与えてくれるかもしれません。しかし、このようなことをしていると、あなたは、自分がそもそも何の危険な状態にもいないことを発見することはできません。状況に身を置き続けることで、自分が実際には安全であることが分かり、その結果として恐ろしい思考や感情は、緩和されるでしょう。

　自分は危険な状態にある、という信念がいったん確立してしまうと、それは推論過程によって維持されることがあります。たとえば、妄想的信念をもつ人は、**結論への飛躍**という推論スタイルを示すことが比較的多いことが明らかにされています。これは、妄想的信念、通常それは、パラノイア的考えですが、そのような信念をもつ人は、もたない人と比べ、より性急にためらいなく自分の心を決めてしまう、ということです。これは、パラノイアをもつすべての人に当てはまるというわけではありません。しかし、パラノイアに苦しむ人の40%から70%がこの推論スタイルをもっているようです。これはそれ自体、さほど問題というわけではありません。すばやく決心することは、もしそれで正しい決断へ行きつくのならば、素晴らしいでしょう。しかし、情緒的に動揺させる問題について決心しようとしているときには、早急なスタイルは、過ちを起こす可能性を増加させかねません。

　さらに、Richard Bentall、Peter Kinderman、Sue Kaneyらの研究から、パラノイア的信念をもつ人が、特徴的な**原因帰属スタイル**をもっていることがわかっています。つまり、何か良くないことが起こったとき、パラノイア的信念をもつ人たちは、その良くない出来事を他人のせいにする傾向がある、ということです。うつ病の人は、何かがうまく行かないと、自分を責める可能性がより高いのに対し、パラノイアもうつ病もない人は、概して状況や不運のせいにするのです。たとえば、車を駐車しておいて、戻ってきたら車が引っかかれているのを見つけた、とします。そのようなとき、うつ病の人たちは、このようなことが起きる可能性のある場所に車を駐車してしまったことについて、おそらく自分を責めることでしょう。パラノイアをもつ人は、誰かがあえて自分の車に引っかき傷をつけ、他の車には傷つけなかった、と考えるかもしれないのです。うつ病もパラノイアもない人は、ただ、たまたま自分が良くないときに良くない場所に駐車

してしまい運が悪かったと考え、そのようなことが起こってしまったことに怒りを感じるだけかもしれません。繰り返しになりますが、これらのさまざまに異なるスタイルについて、それ自体が悪い、もしくは間違っている、ということは何もないのです。ただ、パラノイアをもつ人たちのほうが、実際には、単なる運や環境、あるいは状況が悪かった可能性があるときに、別の人間を責めるように見受けられる場合が多い、という意味なのかもしれません。

　懐疑的思い込みの持続を招く可能性があるもうひとつの問題は、**代わりとなる**説明についての考慮が欠けている、ということです。これはしばしば体験が自分に関係した意味や重要性を持つと受けとめられるときに起こりやすいようです。たとえば、店にいる人が咳払いをするのが聞こえた時を考えてみましょう。とても不安でパラノイア的に感じているときなら、この咳が何らかの意味をもつと思ってしまうかもしれません。咳をしている人は陰謀の一部で自分を傷つけようと意図しているとしてとらえてしまうことがあります。しかしこのようなとき、私たちは咳という事実を、知覚された意味（「彼は、私のことを傷つけるつもりだ」）と混同してしまっています。この知覚された意味は、本当かもしれませんが、本当ではない可能性もあるのです。人が咳をするのには、実際、たくさんの理由があるでしょう。また、その他にも、私たちを疑い深くさせる騒音やざわめきが聞こえてくる可能性があります。近所の家から聞こえてくるくぐもった声の会話を聞くと、私たちは、「彼らは、私のことについて話している間、声をひそめているのではないか」と心配になるかもしれません。一方、彼らの家からも、私たちの声はおそらく、くぐもって聞こえているかもしれないことについて立ち止まって考えないかもしれないのです。

　パラノイア的信念のさらなる特徴は、**たまたま偶然**の出来事を何か意味があることとして誤解する傾向です。休日に出かけ、近所の人に会ったとしたら、私たちは、「これはどういう偶然なんだろう？」と自問し、こんなことはとてもありそうにない、何か理由があるに違いない、と考えます。実際には、私たちは皆、普段このような経験をしてきているのです。問題は、私たちは、警戒していると、普段なら気づかない意味や関連性を物事に見出してしまう可能性があるということです。たとえば、自分のイニ

シャルが入った車のナンバープレートを見ると、それが私たちに何かの
メッセージを送っていることを意味しているように思われるかもしれませ
ん。あるいは、誰かがあなたと同じコートを着ているのを見かけると、店
にはあなたのものとよく似たコートがたくさん売られている、ということ
ではなく、その人物があなたの後をつけていってあなたが行く店へ行った
のだと考えてしまうかもしれません。要するに、偶然の出来事というのは、
頻繁に起こるということです。だからもし私たちが偶然の一致とその意味
を実際に探せば、たくさん見つかるものなのです。次回、あなたが車で出
かけた際には、まったく同じ型式で同じ色の車が果たしてどれほどたくさ
んあるか、着目してみてください。通常、すぐにあなたのものと同じ車が
見つかるでしょう。覚えておくべき重要なことは、人は、必ずしも常にそ
こに存在しない意味を状況の中に読みとってしまったり、私たちが思いも
つかなかったり、深く考えもしなかった他の理由によって説明されうる状
況に別の意味を読み込んでしまう可能性がある、ということです。

　もちろん、人は、**声**が聞こえてくるせいで、被害的に感じることはあり
ます。第4章で説明しますが、人は、声が何を言うか、あるいはそれが誰
の声かということをとても心配するのです。これらの体験は、パラノイア
感覚を維持する働きをします。第4章で説明されるアプローチのいくつか
を用いることによって、声の頻度や影響を軽減することが出来れば、これ
により、あなたのパラノイア感覚も軽減するかもしれません。

　他のあらゆる情緒的問題と同様、私たちが自分自身を**安全**に保つために
することが、実際には、私たちに危険感をもたせ、疑い深い気持ちにさせ
続けてしまうと私たちは理解しています。たとえば、攻撃されるのを避け
ようとして決して外出しなかったとしたら、自分が今でも危険にさらされ
ているのかどうか決してわからないでしょう。たとえ外出したとしても、
他人が私のことに気づかないようにと下ばかり見て歩いていたら、他人が
本当に私を探しているのかどうか分からないでしょう。このように、何と
かして対処しようと試みる方法のせいで、物事が本当に、恐れるほど危険
なものであるのかどうかを明らかにすることができなくなってしまう可能
性があるのです。そればかりか、自分自身を安全に保とうとして、私たち
は、時おり、その脅威となるものを攻撃することがあります。そのため、

もし私たちがスズメバチを恐れているとしたら、それが襲ってこないうち
に、踏みつぶしてしまうかもしれません。もちろん、スズメバチは襲って
来なかったかもしれないのです。あるいは、更に悪くすると、そのスズメ
バチが死ななかった場合、実際に襲ってくるかもしれません。同様に、時
おり、パラノイアをもつ人は、脅威を感じると、人を自分のそばに寄せつ
けまいとして、周りの人たちに対して攻撃的になったり非難したりします。
残念ながら、このせいでおそらく余計に、自分自身に人の目や注意を引き
つけてしまいます。しばしば、あなたが求めることと正反対のことになっ
てしまうのです。

　これらの問題点のいくつかについては、モデル（図 3.1）に示されてい
ます。人によっては、これらの要素が一因となってパラノイアを経験する
ことになるのではないか、と考えられています。このモデルは、Daniel
Freeman らの研究に基づいています（Freeman, Freeman, and Garety,
2006）。

　図 3.1 に概説された要素のいずれかがあなたに当てはまるかどうか、わ
かりますか？

代わりとなる理解

　おそらく私たちは、あなたの問題が恐怖症のようなものなのかどうか、
よく考えてみる必要があるでしょう。要するに、脅威に晒されているとい
うことが主題なのではなく、普段と何ら変わりなく安全であるときに、脅
されているように感じる、ということが問題なのです。

　あなたの問題は、陰謀でも、CIA でも、マフィアでも、政府でも、あな
たのご近所の方でも、仕事仲間でも、異星人でも、テロリストなどに関す
ることでもありません。これは、あなたの信念と、あなたの心のなかにあ
ることに関することなのです。ひょっとしたら、あなたは、人間恐怖症か、
あるいは人を信頼することに対する恐怖症を抱えているのかもしれません。

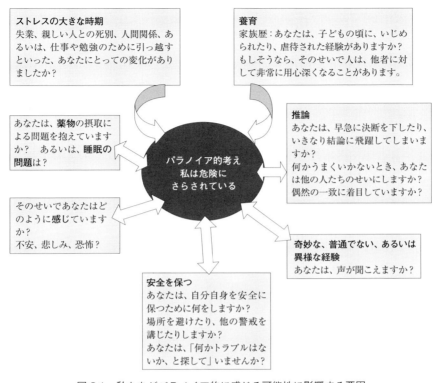

図 3.1　私たちがパラノイア的に感じる可能性に影響する要因

自分自身を助ける

　もちろん、これは、間違っている可能性がありますし、それに対するあなたの見方が本当であり、あなたが動揺するのは当然なのかもしれません。しかし、私たちは、それに対する別な見方があるのかどうか、探してみる必要があります。少なくとも、別の説明が存在する可能性についてじっくり考えてみることは必要でしょう。

　最初の出発点は、あなたが自分自身を大切にしているかどうかについて考えることです。あなたは、ちゃんと寝ていますか？　もしよく寝ていないとしたら、これを改善するために講じることができる手立てがあるかどうか、考えてみてください。これは、重要なことです。なぜなら、よく眠れていないと、対処がずっと困難になってしまうからです。同様に、もし

あなたが薬物やアルコールを摂取しているとしたら、どうしたらこれらを減らすことができるのか、医師に相談してその方法を見つけてください。

　第2に、いったい何がきっかけで、あなたは、他者について心配するようになったのでしょう？　自分自身に尋ねてください。その時多大なストレスがかかっていたのですか？　他者に対する懸念を抱くようになる前、子どもの頃とか、あるいはもっと最近に、いじめ、現実の迫害、あるいは虐待の犠牲者となったことがあったのでしょうか？　もしこのような形で影響を受けたのだとしたら、あなたが、他人を信用しなかったり、他人に対して懸念を抱いたとしても驚きではありません。あなたは、このようなタイプの経験の影響にあなたが対処できるよう助けてくれるCBTセラピストか、臨床心理士の助けを求めても良いかもしれません。

　あなたは、自分の懸念について誰か他の人たちに話したことがありますか？　これらの考えについて、あなたが信頼して話しができると感じる人が誰かいますか？　この人なら信頼できるとあなたが感じる人に話をすることは、大きな重要な第一歩です。その人とは、友人か、あるいは家族の誰かかもしれません。人によっては、それはかかりつけの医師だという人もいるでしょう。その医師は、精神科医か、その他の、こうした問題を扱った経験が豊富な精神保健ワーカーに会えるよう、紹介してくれるはずです。多くの人たちにとって、これは役立ちますが、すでに不信感を抱き、疑い深くなっている人にとっては、これは恐ろしいことに感じられます。入院させられることを恐れ、狂人というレッテルを貼られるのではないかと危惧している人もいる一方で、病院にいるほうがいい、そこのほうが安全に感じるという人もいます。医師、もしくは地元の精神保健サービスの誰かに相談しに行くことに心配があるという場合は、事前に目を通しておける情報があることが多いです。また、他にも取りうる方法があります。インターネット、地元のコミュニティセンター、あるいは図書館で多くのことを確認することができます。また、MINDのような自助機関や慈善団体もあります。これらのほうが、最初のステップとして、抵抗なく扉を叩いたり、利用したりできるかもしれません。

　高いレベルのストレスを経験してきた人の場合は、適切な援助を得てストレスを減らしたり、除去したりできるよう努力することが重要です。住

む所やお金、およびいくつかの困難について力になってくれる利用可能な
サービスがあるのですから、あなたは何も一人でこの事態に対処する必要
はないのです。

薬物療法

　これまでに薬を処方されたことはありますか？　あるという人は、それ
を服用していますか？　すべてではありませんが、パラノイア的な考えの
頻度やそれによる苦痛を減少させるうえで、薬物療法が役に立つケースが
あります。薬物療法があなたの助けになる可能性があるのですから、医師
に相談して薬物療法を試してみる必要があるかもしれません。ハロペリ
ドール、クロルプロマジン、クロザピン、リスペリドン、クエチアピン、
オランザピン、あるいはアリピプラゾールといった抗精神病薬の処方を受
けることができます。薬物療法を確かめる手段として使ってみてもいいの
です。試しに服用してみて、数週間後に、あなたの疑惑や恐ろしい信念、
脅迫されている感じが消え始めたとしたらどうでしょう？　これは、あな
たに何を伝えているのでしょうか？　薬の服用に関するさらなる情報は、
第6章を参考にしてください。

パラノイアに対する認知行動療法

　起こっていることに対して何か他に可能な説明が存在するかどうか、
じっくりと考えてみることが役立ちます。要するに、別の視点を考慮する
ということです。とはいえ、自分の視点を変えることがいかに難しいかは、
私たちも承知しています。Robertsと呼ばれる研究者が、1991年にある報
告をしました。彼は、パラノイアを抱える人たちに、彼らのパラノイア信
念について尋ね、自分が間違っていることを証明したいと思うかどうかと
尋ねた、というのです。実際、彼らは、自分が間違っていることを明らか
にしたいとは望んでいませんでした。彼らは、（たとえば）FBIが後を追っ
てきていないということを証明したいとは思っていませんでした。FBIが
追ってくるのをやめさせるための助けが欲しかったのです。これはつまり、

自分が間違っている可能性があるということを考えるためには、相当一生懸命に取り組まなければならず、別の視点が存在するかどうかを自分自身に尋ねるのは難しいということです。

　別の視点が存在するのかどうかを確かめようとする際、まず最初にすべきことは、自分の考えを書き記してみることです。日記や思考記録は、この過程で非常に有効となります。たとえば、以下のひな型は、いつ、どこであなたがパラノイア的思考をもつ傾向があるかを理解するために利用できるでしょう。思考記録には記入例も含まれています。最も最近、他者について特に心配に感じたときのことをじっくりと考え、自分でこれに記入してみてください。

あなたの思考記録を完成させる

状況	感情	思考	行動
どこで、誰と、何が起こっていたか、を書き記す。	あなたはどのような感情をもったか？	心のなかであなたは何を考えていたのか、書き記す。	この状況であなたは、自分の感情を制御するために何をしたか？
私は、新聞販売店にいて、男性が咳をするのが聞こえた。	恐ろしかった、被害的。	彼は、奴らの一味だ。奴らは、私のことを嫌っている、私は、攻撃されるだろう。	店を出て、すぐに家に帰った。

　自分の思考記録を記入したら、そのあと最初に自分自身に問うための簡単な質問がいくつかあります。

　私は、脅威のレベルを*過大評価*していないだろうか？　他の人たちは、この状況をどのようにとらえているだろうか？　過去に私は、こういう状況をどのようにとらえていただろうか？　それは、私が思ったほど危険ではない可能性はないだろうか？　スズメバチを恐れる人の場合と少し似ていて、私は、この状況にあまりにも多くの危険を予測しすぎているという可能性はないだろうか？

　私は、***結論に飛躍***していないだろうか？　あなたは、ごくわずかな証拠に基づいて自分の心を決めようとしていないでしょうか？　たとえば、先

の例で、咳は、陰謀の証拠としてとらえられていました。自分自身に、次の質問をしてみてください、「私は、問題を探し求めてはいないだろうか、あるいは事態をくよくよと気にしてはいないだろうか？」。ここで気づくことは、この人物は、早急に自分の心を決めてしまっているだけでなく、この咳を自分自身に直接関連があるとしてとらえてもいる、ということです。彼は、咳を自分に向けられたもの、としてとらえてしまったのです。私たちは、自分の心を決めるときはいつでも、出来事には1つよりも多くの可能性があるかどうか、常にじっくり考えるべきでしょう。ひとつ、例を考えてみましょう。朝、仕事に行こうと車に乗ったら、エンジンがかかりませんでした。どのような説明が考えられるでしょうか？　誰かがエンジンを盗んでしまったのでしょうか、車のバッテリーがあがってしまったのかもしれません、朝が寒かったということもありえます、配線が緩んでいるのかもしれません、あるいはガソリン切れかもしれない、等々。これらはすべて可能性として考えられる説明です。

　もしあなたが、問題はバッテリーがあがったことだと判断し、新しいバッテリーを買いに行ったものの、実際は、車のガソリンが切れていたことが原因だったとしたらどうでしょう。あなたは、性急な判断を下してしまったために、自分に時間とお金を失わせる結果となってしまった、ということになります。今後、あなたが状況に向き合うときにはいつでも、その経験を引き起こしたかもしれない別の可能性があるかどうかをよく考えるようにすると役立つでしょう。そうすることで、あなたは、もっとゆっくりと決断を下せるようになり、どの説明が事実に最も合致するかを判断するのに役立ちそうなより多くの情報を探し求めるようになるかもしれません。

　私は、このような悪い出来事を誰か他の人のせいにして**責めて**いないだろうか？　考慮していない他の説明はないだろうか？　たとえば運が悪かったとか？　このようなことは、生活のなかで時おり起きます。Richard Bentall らの研究から、パラノイアをもつ人たちは、悪い出来事の責任を環境に求めるのではなく、むしろ他人のせいにして責める傾向があることがわかっています。この例では、このことは関連がないかもしれませんが、あなた自身について考えてみた場合、ある出来事が生じることになるような、何か他の考えられうる要因が存在するでしょうか？　責任を問

うべき別の人間が存在すると考えるのではなく、状況に原因があったのだと考えることは可能でしょうか？

　起こっていることに対し、他に可能性のある説明が存在するかどうかを考えるためのさらなる方略としては、その元々の出来事の原因となる他の理由をすべて考慮する、という方法があります。ただし、この方略は、困難な可能性があります。というのも、私たちは往々にして、自分が目にしたり、耳にしたりしたこと（咳）を、この出来事を説明するもの（それは何かのサインであった）と混同してしまうからです。そのため、私たちがしなくてはならないことは、人が咳をする理由として、他にどのようなことが考えられうるか、可能性のある理由に目を向けることです。まず第一に、自分自身に尋ねてみてください。あなたは、自分の説明をどれほど強く信じているのでしょうか？　100 のうちどれほどであるか、評価してみます。100 は、あなたがそれを完全に信じているということを意味します（疑念の影もない）。そして 0 は、あなたはそれを微塵も信じていないということです。その後、人が咳をする理由として可能性のあるものをすべてリストアップしてみます。そのリストの最後に、あなたの説明を位置づけてください。先の例でいうなら、「それは、私に向けられたサインだったから」となるでしょう。そのうえで、その他の説明に、どれほど可能性があるとあなたは信じているのか、以下に示すように、百分率で評価してみてください。

　　その人は風邪をひいていた　　　35%

　　アレルギーだった　　　15%

　　喫煙家だった　　　25%

　評価が済んだら、あなたの説明を加えます。そしてこれらの他の可能性に照らし合わせてみて、あなたはそれをどれほど信じるか、考えてみてください。

　　それは、私に向けられていた。　　　25%

　これは、視覚的には、切りわけられたパイもしくはケーキ（図 3.2 参照）として表すことができます。この図は、その人が咳をすることになった可能性のある説明をすべて明らかにするのに役立ちます。果たしてどれが本当であるのかは、私たちにはわかりません。しかし、重要なのは、そ

第 3 章　パラノイアと異常な信念の理解　81

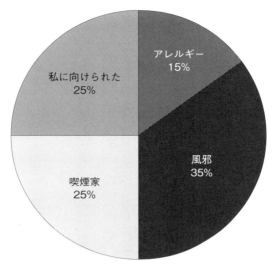

図 3.2　誰かが咳をする理由として可能性のある説明を示した図

れらのどれが真実ではないのかも私たちにはわからない、つまり、それらはすべて真実である可能性がある、という部分なのです。しかし、他にも可能性が存在するとしたら、若干にしろ、あなたの苦痛は和らぐのではないでしょうか。可能性のある他の説明について考えるのを難しく感じる人は、あなたが信頼する友人もしくはご家族の方に、他にどのような説明が考えられるか尋ねてみると、役に立つかもしれません。そうすることにより、あなたがそれまで考えたことがなかったいくつかの可能性について考えられるかもしれません。

　Robertが述べた例（53ページ参照）について言うなら、頭上を飛んでいく飛行機について、彼は、飛行機が頭上を繰り返し飛んで行くのには、他にどのような理由が考えられるか、じっくりと考える必要があったでしょう。運転初心者が練習をしていたということもありうるでしょうし、さもなければ測量技師か、地図作成の飛行機だった可能性もあります。あるいはただ単に、誰かが町を眺めようと行ったり来たりしていただけということも考えられるのです。もし彼が、そのときにこれらの可能性について考えることができたなら、それによって彼の心配はいくらか和らいだかもしれなかったのです。

認知行動療法は、代わりの説明に目を向けることによって、恐怖や予測に合理的な説明を見つけることでパラノイアを助けようと試みます。しかし、これらは、あくまで可能性にすぎません。これまでとは異なる行動の仕方を試み始めなければ、可能性として挙げたもののうち、果たしてどれが最も現実的であるのかを明らかにすることはできません。自分で恐がっているほどの危険にさらされているのか本当に知るためには、まずは、行動の仕方を変えてみることが必要でしょう。

行動に移す

これまでは、可能性のある他の説明について考えてきました。しかし、この段階においては、それらはいずれも、単なる可能性でしかありません。あなたは、今でも相変わらず気分が悪い思いをしているのではないでしょうか。これらの可能性をテストしてみることを考えてもいい頃です。CBTの中では、これを行動実験と呼ばれるものを用いて行います。自分の考えや信念について明らかにするうえで、この行動実験は有効である、と私たちは考えています。自分の恐怖を克服するには多大な勇気が必要であり、その過程は容易なものではありません。あなたがこれらのタスクのいくつかに取りくむのを援助してくれる信頼のおける、親しい人がいれば役立つでしょう。

動揺させる思考を、何らかの方法で詳しく検証し、十分に確かめることは、CBTの不可欠な部分です。行動実験では、そのような思考に挑戦したり、新しい解決の光を投げかける活動を計画し、着手することが必要となります。これらのタスクの主要な目的は、あなたの経験が本物なのか、それともあなたが、対人恐怖症を抱いている可能性があるのかどうかを明らかにすることです。行動実験には、ある明らかな利益があります。それは、私たちがこれまで話してきたことを実行に移す、ということです。自転車に乗る話をしたところで、自転車に乗れるようになるわけではありません。頭のなかで考えることもいいですが、最終的には外に出て試す必要があるのです。

オックスフォード出身の心理学者、Melanie Fennellは、行動実験が、

通常、科学的研究に必要となる実験とよく似た数多くのステップにしたがって、どのように着手されるかを記述しています。これらのステップは、以下の通りです。

1. **予測する**。テストするのは、どのような思考であるかをはっきりと述べ、どのようなアウトカムとなるか明示することが重要です。これらは、多くの場合、「もし……ならば、そのときは」という言い方で表現されます。たとえば、「もし誰かが自分の鼻をかくのを見かけたら、それは、その人がインターネットで私のうわさを知り、私をひどい目に遭わせようとしているからだ、とわかる」。

2. **その予測を支持する証拠と反する証拠を検討する**。前項では、可能性のある他の説明を考えることについて述べましたが、引き続き、何かが起こる、または起こらないというのは、果たしてどれほど可能性があることなのかについて考えてみてください。ここでの例では、誰かが鼻をかくのを目にしたとき、その人は、何か他の理由でそのようにしているのかどうか考えます。このようにすることは、まだ考えていなかった代わりの説明や、あまり信じていない説明が存在するのかどうかを判断するうえで、役に立つでしょう。たとえば、「私は、誰かが鼻をかくのを見たが、そのときその人は、私が見ていたと気づいたはずがないし、私がそこにいるのも知らなかった。だから私は、その人が私を傷つけようとしているとは思わなかった。私は、彼は鼻がかゆかったので鼻をかいていたのだ、と判断した」というようにです。となれば（私をひどい目に遭わせようとしているの）代わりの説明としては、「たぶん自分の鼻をかくというのは、普通のことなのだろう」となります。

3. **予測をテストするための実験の考案**。テストは、具体的で、明確なアウトカムをもつことが重要です。たとえば、「あなたは、誰かが鼻をかくのをみかけ、それを、あなたが危機的状況にあることを意味すると考えたならば、何がそれを示すサインで、私たちはどのようにしてそれを知るのでしょうか？」といったようにです。これらは、目に見える特徴（すなわち、誰かがあなたのことをじっと見ている、あなたの後をついてくる、あなたに敵対的に向かって来る、など）として、特

定される必要があります。実験には、いつまでに行われるかの時間枠を設ける必要もあります。あなたがこれを行うつもりの日付と時間を設定してください。代わりとなる予測を予め特定しておくことも必要です。たとえば、「あなたは、誰かが鼻をかくのを見たが、あなたを敵対的な目で見つめたり、あなたについて苦虫をかみつぶしたかのように嫌な顔をする人は誰もいないとしたら、それは、何を示しているのだろうか?」というようにです。もしその答えが、彼らが自分の鼻をかくのは、彼らが私をだまそうとしているからである、というものだったとしたら、その場合、この実験から新しいことは何も発見されないかもしれません。代わりの予測が、「鼻をかくのは、普通で、よくあることなのかもしれない」というようなものではない場合には、この実験がそもそも有効となりうるのかどうか、問う必要があるでしょう。

4. *テストの実行と結果の記録*。テストを実行しに出かけましょう。あなたの信頼できる人を一緒に連れて行ってください。そして、あなた方がお互いに分かったことについての記録を比較してください。

5. *結論を引き出す*。あなたのお友達と一緒に、結果をふりかえって検討し、当初の予測と代わりの予測を比較してください。その経験、もしくはテストが、最初の予測と代わりの予測のどちらをより支持するかを考えることが重要です。

　それではここで、有効と感じられた行動変化の例をいくつか紹介しましょう。パラノイアをもつある男性は、人々が、彼がゲイであるといううわさを耳にして、彼のことを笑っていると信じていました。これに対処し、人々に笑われる機会を減らそうと、彼は目立たないようにうつむいて歩きました。この方略に、どのような問題があると、あなたは思いますか?

　この人物にとって、ひとつの問題は、彼がそばにいるときに人々が笑った場合(理由が何であれ)、彼は、その笑いの原因を知る可能性がますます低くなってしまうということです。したがって、彼にとっての実験とは、ただ頭を上げて歩き、人々が笑っていることについて、果たしてどのようなことに気づくか確かめることでした。彼は、人々は彼のことを笑っているのであり、他のどのような理由でもないだろうと予測しました。それに代わる説明としては、人というのは、さまざまな理由で笑うものであり、

それは彼とは何ら関係ないかもしれない、というものが考えられました。しかし、彼は、頭を下げっぱなしにしているため、これらの考えうる他の理由を見逃してしまっていたのです。頭を上げて歩くことで、彼は、人々がさまざまな、しかも彼とは実際関係のない理由で、笑うことを学んだのです。

もうひとつは、自分についてインターネットでうわさが広がっている、というパラノイア的信念を抱いていたある男性の例です。ひとつのテストは、このうわさを探してネットサーフィンをするというものでした。この男性は、誰でもそのうわさを知っているのだから、探してみれば、そのような根拠のない主張が掲載されているサイトを見つけるのは容易であろう、と予測しました。一方、私たちは、その代わりに、彼は他の人たちが彼のことをどのように思っているのか心配しているのであり、実際には、簡単に見つかるようなウェブサイトなどひとつもないだろう、と予測しました。そこで私たちは、インターネットを見てみたのですが、彼について言及したものを見つけることはできませんでした。これにより彼は、自分が間違っている可能性について考えました。

もちろん、これは、自分自身が間違っていることを明らかにすればそれでいい、ということではありません。さほど苦痛でない代わりの説明を支持する証拠をみつけられるような実験について考えることも、同じくらい重要です。たとえば、人々があなたのことを嫌な奴と思っていて、それであなたのことを傷つけようとしていると思っているとします。その場合、私たちは、あなたが他の人たちに受け入れられる人であり、他の誰とも何ら変わりがないことを実証するのに有効な実験を考えることができます。その実験が、友人に電話をかけることだったとしたら、このような懸念をもつ人は、友人が冷たい、拒絶的な態度で反応するだろう（すなわち、その人から電話を受けて嬉しくなさそうである、その人のことについて尋ねようとしない、電話を切ってしまう、など）、と予測するかもしれません。しかし、受容されるかどうかのこのテストは、これらの予測とは正反対のものとなると考えられます（調子はどう？と尋ねられ、2分以上話をする、など）。その人は、随分と長い間、話をしていなかった友人に電話をかけようとするかもしれませんが、その前に、私たちが考えなければいけない

ことがあります。それは、その友人が、その人を好ましく、受け入れられる人であると考えていることを示すサインとは何かということです。声の調子、会話の長さ、また、どのような質問であるにせよ、その友人がその人について何か質問をするかどうか、および再び話をしたり、会ったりすることに同意するといった結果も含め、いくつかのサインがあるでしょう。その実験が、その人が受けいれられる、好ましい人である、という考えをテストするものとして設定された、その設定の仕方に着目してください。私たちは、その人が受け入れ難い人物である、とか、その友人たちがその人を拒絶するであろう、ということを示すサインを探そうとしていたわけではありません。ここで私たちは、その人がその当初の考えについて間違っていたことを証明しようとしたのではなく、代わりの説明をテストするために実験を用いているのです。この実験から、いったいどのような反応をするのかあまり確信がもてない他の人たちに電話をかけるといった、さらなる一連の実験が浮かびあがってきます。

　この取り組みすべての目標は、世界と他の人たちが本当はどのようであるかについて、より良い、より脅威的でない説明が存在するのかどうかを確かめる一歩を踏み出すことです。ひょっとしたら、世界や他の人たちは、（スズメバチのように）あなたが信じているほど脅威的でも、恐ろしくもないかもしれません。もしかしたら、あなたは、対人恐怖症なのかもしれません。

コーピング

　時として、自分の信念が正しいのか、それとも間違っているのかどうか、考えられないことがあります。それが、あまりにも恐ろしかったり、あまりにも混乱させられるからです。このような場合には、自分の強みを生かし、自分がコントロールできる範囲のことに取り組むようにしたほうが良いことがあります。

自分に自信をつける

　パラノイア的思考は、非常に多くの場合、低い自己評価に巣くいます。

もしあなたが、自分は悪い人間である、愛されない、失敗者、のけ者である、と信じている、あるいはそうではないかと恐れているとしたら、他の人たちに好かれていない、あるいはあなたを傷つけたがっている、と容易に信じてしまう恐れがあります。長い間、健康がすぐれなかったとしたら、自分がどれほど価値があるかを知るのは難しいかもしれません。ですから、自分が何者で自分の価値とはいったい何であるのか、自分自身に尋ねてみてください。私たちはおそらく誰もが、これらの質問を自分自身に尋ねるべきでしょう。なぜなら、非常に多くの場合、子ども時代、実際には全く問題がないにもかかわらず自分は「負け犬」である、「役立たず」である、と決めてしまったということがあるからです。自分自身について気分良く感じていると、他の人たちがあなたのなかに良くないことを認める可能性がより低くなります。ここでも、これらの低い自己評価の感情が、恐怖症を抱える人たちに影響を与える可能性があります。彼らは、自分の恐れる状況を避けることで安心を感じます。しかし、このような状態が長く続けば続くほど、ますます彼らは制約され、コントロールを失い、愚かであると感じるようになります。物事に対処できない失敗者とさえ感じるようになってしまうのです。

英国、マンチェスターのPauline Hall と Nick Tarrier が、次のような報告をしました。パラノイア的信念も含め、精神病を抱える人たちに、自分自身についての良い性質（たとえば、「私は思慮深い」「ユーモアのセンスがある」「サッカーが得意である」など）を見つけだし、これらのポジティブな性質を向上させるよう求めたところ、彼らは、自分自身についてずっと良い気持ちを抱くようになった、というのです。彼らは、自分自身のこれらのポジティブな側面をもっと行ったり、向上させたりするよう努力する必要がありました。そうしただけで、徐々に気分が改善していき、声やパラノイアといった問題にさほど煩わされなくなっていったのです。

あなたの良い性質は、何ですか？　それらを次にリストアップしてくだ

さい。できるだけ具体的にです（すなわち、ただ「私は優しい」ではなく、どうしてあなたは優しいと言えるのか、詳しく説明するよう試みてください——あなたは、どのように行動し、何を言うでしょうか？）。そのうえで、リストを、これらの良い性質をもっともっと活用するよう努めるための基礎として利用してください。

1.

2.

3.

4.

5.

6.

文化的・宗教的側面

> **症例研究**
> シーラは、アフリカ系カリブ族出身で、現在は、英国に住んでいます。彼女は、アメリカ人の夫との難しい離婚協議の最中でした。彼らには、結婚

第3章　パラノイアと異常な信念の理解　89

して授かった息子が一人いました。この息子は、現在、シーラと一緒に住んでいます。シングルマザーでいることは、なまやさしいことではありませんでした。とりわけ、シーラは、故郷ではお互いに支え合う大家族のなかで育ってきたからです。英国に来て以来、彼女は、常に、近所と自分のプライバシーについて非常に意識してきました。状況がますますストレスに満ちてくるにつれ、彼女は、日々の生活に対処するのに四苦八苦しました。彼女の自意識とプライバシーを求める欲求は、大きくなり、問題となり始めました。彼女は、近所の人たちがじっと見ていて、元夫のために彼女のことをこっそり見張っている、と信じ始めました。この感情はさらに大きくなり、その後、近所の人たちは彼女に対して「人種差別主義者」であり、肌の色のことで彼女をとらえに来ようとしている、と信じ始めました。彼女は、極度のストレスに陥り、挙句の果てに、自分と息子と家に鍵をかけて閉じこもってしまったのです。

　この例から、パラノイア的考えは、文化的背景や宗教的信念とはかかわりなく生じる可能性があることが明らかです。時おり、異なる文化的背景からの出身であるということが、たとえば、孤立、家族や社会的支援の喪失、および適応困難を通して、個人のストレスに加わる可能性があります。パラノイア的考えのテーマが、文化的な色彩をもつこともしばしばあります。しかし、重要なことは、これらの症状が文化を問わず一般的であり、援助を受けることができるということです。文化的背景が異なる、というだけの理由から、これらの症状を話し合うことを恥ずかしく思う必要はまったくないのです。

要約

　パラノイア的考えは、一般的であり、非常に苦痛を与えるものとなりかねません。それらは、ストレス、睡眠不足、薬物使用などを含めた、多数の理由から生じる可能性があります。人がこのような考えを発展させるとき、はたして自分が、他の人からみて理不尽と思われたり、現実的でないとみなされるような考えや信念を抱いているのかどうかを知ることは、多

くの場合、困難です。そのため私たちは、数歩後ろに下がり、ある程度の距離を置いて、あらゆる可能性を考慮することが必要となります。あなたのパラノイアを恐怖症の一タイプであると考えると、有効な一歩となるかもしれません。そのように考えたほうが、パラノイアもより正常なものに感じられます。また、恐怖症なら、CBTを用いてうまく治療できるからです。それは容易なプロセスではありませんし、あなた自身が勇敢であるとともに、努力をする必要がありますが、自分の考えをより詳しく考えたり、あるいはあなたの強みをさらに活用したりしていくことによって、気分を改善することは可能なのです。

参考文献

Bentall, R. (2003). *Madness Explained: Psychosis and Human Nature*. Allen Lane: The Penguin Press. (This is a book about psychotic illnesses including paranoia. It covers a lot of the history and theory about paranoia and mental health problems.)

Freeman, D., Garety, P. A., Bebbington, P. E., *et al.* (2005). Psychological investigation of the structure of paranoia in a non-clinical population. *British Journal of Psychiatry*, **186**, 427–35. (This is a research report that helps us understand how very common are suspiciousness and paranoia.)

Freeman, D., Freeman, J. & Garety, P. (2006). *Overcoming Paranoid and Suspicious Thoughts*. London: Robinson. (This is a self-help book that helps develop an understanding of suspiciousness and paranoia.)

第**4**章

声

Douglas Turkington

概観

　本章では、ヴォイス・ヒヤリング＝声が聞こえることおよびその他の幻覚について、読者の方々に理解していただくことを目的とします。声と関わり、実行可能なコーピング方略を身につけることの重要性を強調していきます。

章の内容
- 声が聞こえることは、どれほど一般的なのでしょうか？
- 声が聞こえることと精神病
- 声日記をつける
- 声日記への取り組み
- 他に誰か、あなたに聞こえている声が聞こえる人がいますか？
- どのように説明されるでしょうか？
- 声が話をしているとき、私は、どのように感じているのだろう？
- 安全行動
- より良いコーピング方略
- 自尊心を高める
- 自分自身について、何を信じたらよいでしょうか？
- 声が聞こえることの文化的、宗教的側面
- 要約

　普通、人は、お互いに話しかけることによってコミュニケーションを図

ります。これは、疑問の余地のないことのように思われます。しかし、あたりに誰もいないときに声が聞こえるとしたら、それはいったいどのような状況なのでしょうか？　これは、「幻覚を起こしている」という当惑する状況です。声が聞こえるというのは、薄気味悪い経験です。なぜなら、声が、まさしくふつうの声のように聞こえるからです。大きいことも、あるいは静かなこともあります。非常に明確に、リアルに聞こえます。声が聞こえることに関連して明確にしておくべき最初の要点は、それが、結婚式のスピーチをする前に緊張するのと同じくらい、正常な経験であるということです。世界中のありとあらゆる人が、人生の何らかの時点でおそらく幻覚を経験したことがあるでしょう。多くの人たちにとって、聞こえるのは、声ではなく、音です。事実上、すべての人が、深い眠りから目覚めまでの何らかの時点で、ベルが鳴っているのが聞こえたり、誰かが自分の名前を呼ぶのが聞こえる、という経験をもっています。完全に目覚めているときには、人は、たとえそれが非常にリアルに聞こえたとしても、その部屋の誰か、もしくは何かによって起こされたものではないと気づきます。ほとんどの人たちは、この経験が、単なる目覚めの一部だったと結論し、それ以上、そのことについては考えません。以下には私自身の例をあげましょう。

例１　声が聞こえる

　32歳のときのことです。私は、深い眠りから目覚めつつありました。まどろみの深みから抜け出しつつあったとき、父が私の名前を呼ぶのがはっきりと聞こえたのです。父は、大きな声で叫んでいました、「ダグラス……ダグラス」と。私は、すぐに目が覚め、自分が耳にしたことにちょっとショックを受けて、辺りを見回しました。そこには誰もいませんでしたし、父がスコットランドに戻っているのはわかっていました。その父の声は、今の父のものよりも若々しく聞こえました。そのとき、ふと、かつて父がこのように叫んだのを聞いたことがあるのを思い出しました。その時、私は、マヨルカ島の海岸でシュノーケリングをしていました。するとジェットスキーがものすごいスピードで私の方へむかってきたのです。父が叫んだちょうどそのとき、私は、海底の貝を拾おうと、水面下に潜りました。

そして上を見上げたとき、私がそれまで泳いでいたところをジェットス
キーが猛スピードで通り抜けるのが見えたのです。

　これは、私自身の経験から引用したものですが、この例から、いくつか
の重要なポイントが浮かびあがります。
1. 眠りと目覚めは、何らかの形で、声が聞こえることと関連がある。
2. 聞こえる声は、完全に本物に聞こえる。
3. 声は、情緒的反応を生む（私の場合は、ショック）。
4. 声は、声が聞こえる者にとって意味のあることを言っている。
5. 声は、過去のストレスの大きな出来事に言及している可能性がある。
   それは、おそらく、情緒的に解決されていないか、あるいは詳しく解
   明できていないことであろう。
6. 声によって伝えられたメッセージの理解に努めることにより、多くの
   場合、情緒的問題に取り組む必要性があきらかになる。私の場合は、
   自分がジェットスキーにあやうく殺されそうになったという事実につ
   いて考え、父にその出来事について話しました。それは、価値のある
   ことでした。というのも、私たちはそれまで一度もそのことについて
   話したことがなかったからです。

声が聞こえることは、どれほど一般的なのでしょう？

　声が聞こえることは、非常に一般的な経験であり、通常、精神病を意味
するわけではありません。多くの人たちにとって、声が聞こえることは、
一時的な経験であり、薬も、治療も必要ありません。人々の10～15％が、
人生の何らかの時点で、数日間か、あるいは数週間にわたる幻覚を経験す
るといわれています。そして通常これは、ストレスに関連があります。1
年間に40人に1人が、この経験をすると推定されています。これは、極
めて多い人数であり、1年の何らかの時点でサッカーの試合を見ている人
の数とほぼ同じです。Marius Romme が述べているように、声が聞こえ
るこれらの人たちは、精神医学と接触をもつこともなく、各自の仕事と人
間関係を続けています。多くの場合、彼らは声をポジティブにとらえてい

ます。たとえば、子ども時代の記憶として、自分の心理学的発達の一部として、あるいは特別な才能として、です。声が聞こえることに対してどのような態度が取られるか、ということは、好ましいアウトカムとなるか、それとも好ましくないものとなるかに関して、最も重要な決定要因のひとつです。声が聞こえる経験にうまく対処する人たちには、もうひとつの特徴があります。彼らは、自分の声と関係を育てており、それによりその経験を自らコントロールできているのです。

声が聞こえることと精神病

　声が聞こえることは、不安や悲しみ、異常な信念と同様、人間の社会において正常なものですが、これらの状態は、非常に極端であったり、しつこく続く場合には、専門家の助けが必要とされるかもしれないノイローゼ（精神病）の一部であるとみなすことができます。情緒的に不安定なパーソナリティ障害において声が現れるのは、極度の個人的ストレスに晒されたときのみです。非常に悲しい、ネガティブな声は、しばしば、精神病性うつ病において聞かれます。統合失調症の場合、声は、不快なコメントをしたり、当人がしたくないことをするよう言ったりすることが多いです。声に対する自分の対処能力を向上させるために、本章で示される提案は、先述の精神病のいずれであるにせよ、そのためにすでに施されている治療を補うことを意図したものです。特に、抗うつ薬、あるいは抗精神病薬は、家庭医または精神科医と同意が図られるまでは、決して中断すべきではありません。多くの人たちで、大麻、LSD、アンフェタミン、あるいはエクスタシー、といった薬物により、声が悪化しています。大麻を用いると気分がリラックスすると感じたとしても、大麻の使用は、声が聞こえる可能性をより高くすることがわかっています。というわけでたとえ大麻が役立つように思われたとしても、実際には、事態をますます悪化させかねないのです。多くの場合、違法薬物が原因で声を経験する人たちは、パラノイアの不快な感じに苦しんでもいます。「人々が、私のことを話している……彼らは、私をとらえに来る……命が危険だ」といったようにです。このようなパラノイア的考えに対処する方法については、第3章で取りあげ

第4章　声　95

ました。

例2　統合失調症における声

　ノーマンは、次のような不快な声を聞きました：

「彼には、友だちが一人もいないんだぜ。」

「彼は、ろくでなしだよ。」

「ただ寝ていろよ。」

「どうして過量服薬しないんだろう、すればいいのに……彼なんかいないほうが両親も暮らしが楽になるだろうに。」

　その声は、彼が起きている時間の60％もの間、存在すると報告されました。その不快で、批判的なコメントのせいで、彼はやる気をくじかれていました。声たち同士で話をしていることがよくあり、何時間にもわたり、彼が何をすべきかをめぐる声たちの不快な議論や論争に耳を傾けていたものでした。彼は、それらの声に降参してしまい、薬を服用していたにもかかわらず、ベッドに留まったままでした。薬は、確かに声を多少鈍らせるのに役立ちましたが、彼の生活の質自体は、非常に惨めなものでした。彼は、声を理解し、いくらかコントロールし始め、そしていくつかのコーピング方略を始めるために助けを必要としていました。そうしてようやく、いくつかの価値ある生活目標をめざし始めることができたのです。

　このような状況にある人は誰でも、本当は、CBTの訓練を受けた、地域精神科看護師か心理学者に、声が聞こえることの意味を理解し、再びコントロールを取り戻し始めるのを手助けしてもらう必要があります。このように、声というのは、違法薬物の使用や、正常な人たちにおいて見られるだけでなく、さまざまに異なる精神病のサインでもありうるのです。

声日記をつける

　苦痛な声との関係における最初のステップは、科学的に行動することで、それらがどのくらい頻繁に、どのような状況で現れることが多いか、記録をつけることです。いったん声が聞こえることについてより多くの知識を

もつようになれば、その原因がいったい何なのか、考え始めることもできます。日記をつけるというまさにその行動が、驚くべき洞察をもたらし、可能な対処方法が見えてくることがあります。シャーロック・ホームズは、かつてワトソン博士にこう言いました。「データ、データ、データ、だよ……親愛なるワトソン君……粘土なくして煉瓦は作れないからね」。シャーロック・ホームズ同様、私たちも、声に関するより多くの情報が必要です。声日記を完成させるためのやり方は、きわめてシンプルです。1日のなかでそれぞれ異なる状況で、声が存在するかどうか、それは何を言い、どれほど大きな声であるかを書き記すのです。声の大きさは、1から10の間で点数をつけます。1が極めて静かな声で、10は、あらん限りに叫んでいる声です。

例3　簡単な声日記の活用

　フィオナは、それまで会計士として成功していたのですが、あまりにも多くの仕事を引き受け、よく眠れなくなり始めました。次第にストレスがたまり、不安になっているのを感じました。次に、部屋の隅からささやき声が聞こえ始めました。声は、次第に大きく、より不快なものになっていきました。へとへとに疲れきり、声に当惑し、苦悩した彼女はついに、仕事を辞めてしまいました。そして結局、アサーティブ・アウトリーチチームによる訪問援助を受けるようになったのです。彼女は、声が彼女に対して言ってくることをひどく恥ずかしく思い、支援を女性のワーカーに受けることを求めました。

以下に示すのは、声日記について与えられた指示です。
1. 最初の1週間は、いつも通りの生活を続けるだけで結構です。そして何かを行うたびに（1列目の欄）、声が聞こえたかどうか、観察してください（2列目の欄）。
2. 声が、何か言っていたら特別なことは何もしないで、声が言わんとしていることは何かに興味をもち、それについて2、3行、記していただければ結構です（3列目の欄）。
3. 4列目の欄には、その声がどれほど大きかったかについて点数をつけ

第 4 章　声　97

てください。10 段階で 10 は、最大限に大きな声ということ、そして 1
は、非常にかすかなささやき声ということです。

　日記は、一日の終わりにつけるということが多いでしょう。これについて 1 つだけ問題があります。それは、そうすると、ほとんどの情報が忘れられてしまうことが多い、ということです。それよりも日記を携帯し、一日を過ごしながら時おり、2、3 行を記入するようにしたほうがいいでしょう。少しでも行ったほうが、まったく何もしないよりもいいです。もし声が、あまりにも恥ずかしい、とても書き出せないようなことを言う場合には、それらのことを心に留めておいて、次回の診察時に、看護師か、心理学者に報告するようにしてください。

記入済みの声日記の例

状況	声が聞こえた？	声は何を言ったか？	声の大きさ 1 〜 10
朝食	いいえ		
シャワー	はい	「洗わなくちゃ」	4
新聞を読む	はい	「おまえがあらゆるトラブルの原因だ」	3
買い物	はい	「隠れようとするな、彼女のことは誰もが知っている……彼女は、身持ちが悪い女だ」	9
リラクゼーション教室	はい	「この件で彼女は、罰せられるだろう」	6
クラシック音楽を聴く	はい	「彼女には、新しい服が必要だ」	1
夕食の支度	いいえ		

声日記のテンプレート

状況	声が聞こえた？	声は何を言ったか？	声の大きさに 1～10
以下にあなた自身の日常的活動を書き込みます。	この活動中に声は話をしていたか？　はい／いいえ	もし可能なら、用いられた言葉をそのまま正確に書き記してください（どんなに不快だったり、奇妙だとしても）。	声の大きさに10段階で点数をつけます。

声日記への取り組み

　順調にいけば、今頃は、あなたの日記には声が聞こえた一日の記録が記されていることでしょう。まず最初に、与えられた例を見てみましょう。何に気づきますか？　まず、声は、一日中、聴こえているわけではありません。寝ている間、朝食の最中、および夕食を作っているときは、声は活動的でないようです。また、声が大きくなりがちな、特定の活動が存在するようにも思われました。日記からは、クラシック音楽を聴くことにより、少なくとも問題の日には、声の活動レベルがかなり低くなったことがわかります。あなたの声も、同じような感じで変化しましたか？　フィオナの場合、料理をすることとクラシック音楽を聴くことは、良いコーピング方略になりそうに見えます。あなたの日記にも、声が小さくなることに関連していそうなことが何かありましたか？　もしあるようなら、ここにそれをメモしておきましょう。

可能性のあるコーピング方略
1.
....

2.
....

　一日のなかで、フィオナの声は、いつ、最も大きく、最も動揺させるものとなりましたか？　日記からは、彼女が買い物に出かけていたときと、リラクゼーション教室にいたときに、声が最も大きくなったことがわかります。これをどのように説明したらいいのでしょうか？　あなたには、声がより大きくなるような、特定の時間がありますか？　もしそうなら、ここにそれらを記してください。

第 4 章　声　101

声を悪化させる状況

1.

2.

他に誰か、あなたに聞こえている声が聞こえる人がいますか？

この質問に対する回答は、非常に重要です。なぜならそれは、声の深刻さを決める主な要因となるからです。

　声が聞こえる人たちのほとんどは、この質問について、実際のところ、一度もじっくりと考えたことがなかったと認めています。ほとんどの人は自分以外の人に、少なくとも声の一部が聞こえているということを疑っているか、あるいは確信がありませんでした。声が不快だったり、人を辱めるものだったりするため、公共の場にいると、不安を引き起こすようになり、そして声が聞こえる人たちの多くにとって、不安（心配、ストレス）は、声をますます悪化させることになるのです。そこで、これを確かめるための最善の方法として、私たちは、あなたが知っている人で、信頼できる人に話し、その人にはあなたの声が聞こえるかどうか、確かめてみることを勧めます。これを一緒に共有する人としては、家族か、家庭医、この問題について知っている親しい友人、もしくは地域の精神科看護師か精神科医が適切かもしれません。これは実際、その人にあなたの秘密を打ち明けることを意味しますが、大切なのは真相を知ることです。なぜなら、もし他の人が聞いている心配がないとしたら、あなたは、もっと人と接するような活動をできるようになり、今ほど隠れなくてもよくなるからです。真相を明らかにするためのもう一つの本当に良い方法は、実験を設定することです。いったん声が始まったら、テープレコーダーのスイッチを入れます。そして声がテープに録音されるかどうか確かめてください。もし、あなたがテープを再生したときに、声が録音されていなかったとしたら、

声が他の人たちに聞こえているのではないか、と心配するのをやめること
ができます。

　信頼でき、あなたの病気について知っている人に次の質問をしてみてく
ださい。「すごくリアルな感じの声が聞こえるのだけど、その声が聞こえ
るときに言うので、あなたに何が聞こえるか、私に教えてくれない？」

どのように説明されるでしょうか？

　Marius Romme は、声が聞こえる人たちについての調査を行いました。
うまく対処している人は、他の人たちにはその声が聞こえていないことを
発見し、うまい説明を導き出している、ということがこの調査からわかっ
てきました。うまく対処している人たちのなかには、その声が、子ども時
代の経験か、霊の声が聞こえる特別な才能もしくは能力、苦痛な経験のフ
ラッシュバック、または霊的な励ましのメッセージであると結論した人も
います。フィオナは、自分の声が、おそらく、彼女が失業する前の時期と
関連があると結論しました。その時期、彼女の夫は、ひどくお酒に酔った
ときに彼女に対して非常に卑劣な態度をとっていたのです。彼は、彼女に
たくさんのことを言いました。それらは、彼がしらふだったなら言わな
かったであろうことでしたが、彼女を非常に深く傷つけたのです。フィオ
ナは、次のように結論することができました。

1. 私の声がどれほど大きくとも、またはどれほど不快であろうとも、他
　の人には誰にもそれらの声は聞こえない、だから私は、もう決して逃
　げない。
2. 元夫は、私にあまりに卑劣だったので、私の脳は対処できなかった、
　だから私には今でも彼の言ったことが、声（過去のこだま）として聞
　こえるのである。

　声日記は、きわめて重要です。日記をつけることにより、声が聞こえな
い静かなときがいつなのか、どのようなコーピング方略をとれるのかがわ
かり、コントロールを取ることができるようになります。また、他の人た

コーピング方略を含む、記入済みの声日記の例

状況	声が聞こえた？	声は何を言ったか？	声の大きさ 1〜10	私はどのように感じたか？	私は何をしたか？
朝食の用意	いいえ				
服を着る	はい	彼女は、汚れて見える。	4	恥ずかしい	「私は、すごくファッショナブルに見えるわ」と自分自身に言い、クラシック音楽をかけた。
ヨガ教室で	はい	は！は！彼女は、人間のくずのような仲間たちと一緒にいる。	8	パニック	深呼吸をした「誰にも（この声は）聞こえない。」
買い物	はい	誰もおまえのことなど好きじゃない。	7	悲しい	人の目をじっと見て、心のなかで自分自身に言った「私は、良い人間だ。」

声日記とコーピング方略のテンプレート

状況	声が聞こえた？	声は何を言ったか？	声の大きさ 1〜10	私はどのように感じたか？	私は何をしたか？
一日を通したあなたの活動を書き記し、いくつか異なることをしてみてください。	はい／いいえ	声が言っている、主なことをいくつか書き記してください。	10は、最大 1は、ささやき声	悲しい？ 腹が立つ？ 不安？ など。	コーピング方略を用いたか？ 考え直しますか？

ちにもその声が聞こえるかどうかを判断し、声をどう説明したらいいのか
を決める助けにもなります。

　この2番目の日記（前頁参照）により、私たちは、声が聞こえることが
いかにして特定の感情を引き起こすかを理解し始めます。声が聞こえてく
ると同じような気持ちになるものです。なかには、プライバシーが侵害さ
れていることや、ネガティブに批評されたり、指図されたりしていること
に怒りを覚える人もいます。この種の感情は、あなたが周りから公平な扱
いを受けていないと思うときにおこってくるものです。強い感情なので、
怒るとたいてい、声はますます大きく、ますます苦痛なものとなります。
声に腹を立てる人たちは、声が現れたときにもっとリラックスした気持ち
になる方法に取り組むことを考える必要があります。先述のように、人に
よっては、屈辱的に感じる人もいます。このような人たちは、実際に試し
てみて、他の人たちには聞こえないことが明らかになったのならば、その
ことを自分自身に思い出させるようにする必要があります。

声が話をしているとき、私は、どのように感じているのだろう？

　これは、非常に重要な質問です。なぜなら、落ち着いて、リラックスし
ている人や、コントロールできていると感じている人には、厄介な声が聞
こえてくることが少ない傾向があるからです。

恥ずかしい

　この種の感情は、他の人があなたのことを悪く思っていると考えるとき
に感じるものです。たとえば、小学校のときに先生がクラスの生徒たちの
前であなたに恥をかかせたときのことを覚えていますか？　恥ずかしいと
いう感情は、通常、あなたがまだ自分の心の奥で、他の人たちにはあなた
の声が聞こえていて彼らが否定的な態度を示すのではないか、と考えるた
めに生じます。恥ずかしいと感じると、人は社会的な集まりから身を隠す
ようになり、声をますます悪化させることになります。あなたは、信頼す
る人に、「あなたには、この声が聞こえますか？」と尋ねる必要があります。

その後、その声を録音してみる必要があります。そうしてその声があなただけにしか聞こえないということをあなた自身の心のなかで確信したら、公共の場所へ行き、他の人たちを観察してください。その人たちは、大きくて、不快な声を聞いているように見えますか？　もし聞こえていれば、人々は何らかの証拠を示すでしょう。全員が辺りを見回し、声がどこから聞こえてくるかを見ようとする、というようにです。最後に、これを経たうえで自分自身に話します、「これらの声は、私だけに向けられているのだ！」「他の誰にも、これらの声は聞こえない……だから他の人たちは、私のことを批評したりしない」。

不安

　これは、恐怖の不快な感情です。心のなかに心配な考えがあり、心配で落ち着かない、冷や汗が出る、息苦しく感じる、それに心臓の鼓動がします。このような不快な感じは、声が聞こえる人たちには一般的なものであり、それによって、通常、声はますます悪化します。不安をさげるのに役立つ方法はたくさんあります。たとえば、深呼吸をしたり、リラクゼーション・エクササイズを活用する、といったようにです。また不安は、合理的なセルフ・トークによって軽減させることができます。以下にその例をご紹介します。

　声：「労働は、神の仕業である……彼は、決して働くことはないだろう……彼には、その力がない」。*この声についてジムは、こう考えます*、「これは、あんまりだ……私には、（相手は）強すぎる……私は、超自然的な存在の犠牲者なんだ」。

　強い不安を感じ、ジムは恐怖のあまり、通常の生活から身を隠しました。そのせいでますます声は悪化しました。このような声に対して言い返すためのひとつの方法は、声に、ボスは俺だ！と言うことです。そんなことを言う超自然的な存在なんてあるわけはない、それは心の錯覚にすぎない、と言うのです。何の危険もありませんし、あなたは従う必要がありません。これは、声に対する革命を意味します。そしてたとえ強そうな相手であっても、それに立ちむかえば、非常に多くの場合あなたが勝つことができるのです。ダビデとゴリアテ（訳注：ダビデとゴリアテは、聖書のなかの物語。

ダビデは巨人のゴリアテを殺す）を見てごらんなさい！

怒り

　怒りというのは、強い感情です。通常、厄介な問題を導きます！　駐車場にいる自分自身を想像してみてください——あなたは、駐車スペースが空くのをすでに10分待っています。牧師が車を運転して入ってきて、あなたが待っているのを見たのですが、車を加速し最初に空いたスペースに入ってしまいました。あなたは、どのように感じますか？　おそらく、猛烈に腹が立つでしょう。あなたは、心のなかで言います……こんなのフェアじゃない、しかもあの男はキリスト教の聖職者じゃないか。腹が立っているとき、しばしば私たちの心は、人に対し、レッテルを貼ります。たとえば「考えなしのバカ野郎」といったように。しかし、このようなネガティブなレッテルは、私たちをますます怒らせるべく作用するだけです。あなたは、このような不公平な行為についてそのままにはできない、と考え始めます。ところが、牧師の車のタイヤの空気をすべて抜いてしまったとたん、あなたは、その牧師が車のなかに出産が始まろうとしている妊婦を乗せていたことに気づきます。事の次第に注意深く目を向け、それを通して合理的に自分自身に話しかけることで、怒りは収まってくるものです。もし声たちに腹が立っているのだとしたら、あなたはおそらく、声が言っていることはフェアじゃない、と自分自身に言い、ひょっとすると声に対して悪態をついているのではないでしょうか。あなた自身にこう言ってください、声は自分の一部であり、自分はそれと一緒に取り組んでいくつもりであって、それに対抗しようとしているのではない、と。

　声に対する自分の情緒的反応を識別できれば、役に立たない感情があっても取り組み始めることができます。そうすることは、声の強さを和らげ、ひょっとしたらその頻度を減らすうえでも役立つはずです。

　声が聞こえるとき、どのような感情や考えが浮かんできますか？　その典型的なものをここに書いてください。

1.

2.

....

....

安全行動

　安全行動は、短期的には有効に思われますが、たちまち声を持続させるべく作用するようになります。基本的に安全行動というのは、その名の通りのものです。あなたを声から安全に保つべく作用するものです。最も明らかなのは、ベッドに留まっていることです。家の外に出ない、というのもそうですし、大麻やアルコールで朦朧としたなかで生きる、というのもそうです。これらは、声が聞こえる頻度を減らすのには役立つかもしれませんし、声が聞こえるときの不快な感情をいくらか避けるのにも役立つことがあります。しかし私たちが隠れてしまうと、声を現実の世界でテストする機会がなくなるので、決して変わらないということになりがちです。声日記を利用し、何かそれまでとは違う興味深いことに取り込んでみてください。もしかすると、あなたがかつて関心を持っていたけれども、諦めてしまっていたことなどがいいかもしれません。自転車に乗ってみるのはどうでしょう……あるいは、バードウォッチングのような昔の趣味を復活させたり、地元の史跡を訪ねてみたり、さもなければ、あなたがかつて支持していたサッカーチームを観に戻ってみるのもいいでしょう。あなたの安全行動とは何ですか？

　次のスペースにそれらを書いてください。

1.

....

2.

....

....

3.
　
　

　次に、声日記から得たコーピング方略のいくつかの助けを借りて、それらの安全行動をやめてみてください。あなたは、正常に戻るために何をしますか？
1.
　
　

2.
　
　

3.
　
　

　これらの行動をやめるのは、非常に困難に感じられることがあります。なぜならそれらの行動は、私たちを安心させるのに役立っているうえ、声が聞こえる頻度を減らしてくれることもあるからです。しかし、人がそれらの行動をやめて、もっと外に出てみたり、外に出たときに違うようにしてみたら（すなわち、大麻をあまりたくさん吸わなかったら）、実際には、声は普段よりも悪くならないものなのです。時として、いつもよりもずっと目立たなくなることさえあります。

より良いコーピング方略

　安全行動をやめると、私たちが対処するのを助けてくれる、より一層強力なコーピング方略が必要となるでしょう。私たちは、声の威力をそぐために自分でできることがあるということを知る必要があります。明らかに、この領域において、薬物療法は、通常、少なくとも多少は役に立ちます。人はそれぞれ違っていますから、すべての人が、自分に役立つ方略を見つける必要があります。自分のために有効に機能するものが見つかるまで試

してみる必要があるのです。次のリストにとりくんでみてはいかがでしょうか。それぞれを1日かけて試してみてうまく行くか見るのです。

1. メロディを鼻歌で歌うか、口笛を吹く……決意を示すための曲にしてみましょう。「大脱走のマーチ」、「ボギー大佐」、「ダムバスターズ・マーチ」のような行進曲や、「宇宙戦艦ヤマト」はいかがでしょう。あるいは、その方がよければ、気分を揚げてくれそうな他の曲でも。うまくいきますか？　もしそれが多少なりとも役立つようならば、試験期間を丸1週間に延長してみてください。

2. CDやプレーヤーとヘッドフォンで、音楽やオーディオブックを聞いてみましょう。通常、録音データが興味深く、関連があればあるほど役立ちます。先の項目同様、もしこれが多少なりとも役に立っているようならば、見切りをつけてしまう前に丸々1週間、活用してみてください。

3. 本書を携帯し、声が聞こえてきたら、本章を読んでください。

4. あなたがこれまで経験した、非常にポジティブな経験について考えてください。たとえば、学校の体育祭で賞を取ったとか、褒められたりした経験です。そのイメージをしばらくの間、心に抱いてください。そしてそれについてゆっくりと思いめぐらせてください。声は、どのように反応するでしょうか？

5. 声はあなたにとって個人的な意味をもっており、たとえネガティブに聞こえたとしても、それはあなたの人生においてポジティブな力なのである、と自分自身に言ってください。

6. マントラや祈りのような、ポジティブな精神的アプローチを利用してみてください。

7. 声の内容があなたに当てはまらない場合には、声に言い返してやりましょう。もし声があなたに、真実ではないとわかっていることを言っている場合には、それをあたかも事実の誤りであるかのように扱うことが大切です。たとえばあなたの名前が封筒に間違ってつづられていたかのように、です。声が何か言っているからといって、それが真実である、という意味ではないのです！

8. 携帯電話を利用します。ただし電話をかけてはいけません。電話に向

第4章　声　111

かって、「後で私の方からあなた（声）に話をする。主導権はこちらにある」、と話しかけ、声に伝えます。もし声が何かネガティブなことを言うようなら、そのときは事の真実を声に伝えることにより、優しく正してあげてください。

自尊心を高める

　声は、低い自尊心を食い物とすることが非常に多くあります。もしあなたが、自分は悪い人間である、愛されない失敗者である、あるいはのけ者である、と信じていようものなら、おそらく声はくどくどとそれを繰り返すことでしょう。では、あなたは誰であり、あなたの価値とは何なのでしょうか？　私たちは、おそらく誰もが皆、これらの質問を自分自身に問うべきです。なぜなら子ども時代に、私たちは、本当はありのままでOKなのに、自分は「負け犬だ」、「役立たずである」と決めつけてしまっているからです。

　　あなたは誰ですか？　私は、ダグラスです……子ども時代は良かったのですが、父はあまりにも働き過ぎで、いかなる病気も嫌っていました。人は、天から賜りし時間を片時も休まず働くべきであり、もし病気になろうものなら恥じ入るべきである、と私は学びました。私はよく面倒をみてもらいました、自分は基本的に大丈夫だ、と信じていました。
　　あなたの価値は何ですか？　常に働き、病気にならない限り、私は人として価値があります。
　　それは事実ですか？　私は、働いていようが、病気になろうが、ちゃんとした人間です。
　　どうしたらこれを信じられるようになりますか？　手紙を書いたり、それを徹底的に考えたり、そのことについて他の人に話す。

以下の質問に答えてください。
　私は、誰ですか？

私には、どのような価値がありますか？

（もし私たちが、自分自身の自尊心をいくらか高めることができたならば、声は少しは退いてくれるかもしれません。）

自分自身について、何を信じたらよいでしょうか？

1.

2.

3.

　自分について何を信じたらよいかわかるために、できることは何でしょうか？　先述のように（サッカーの試合を観に行ったり、友だちに会う、など）、あなたがこれまで避けてきた活動のいくつかを行うことによって、自尊心を築くことが重要かもしれません。自分の強みをさらに高め、より報われる活動を行うことができれば、あなたは忙しくなるわけですから、声が聞こえることも少なくなるかもしれません。自分自身について、おそらく、もっと良く感じられるようになるでしょうから、どのようなネガティブな声の内容も、さほど信じられないものになるでしょう。なぜなら、あなたは自分が、良い性質で、強さのある、すばらしい人間であることがわかっているからです。声は、良くないことを言うかもしれません。しかし、だからといってそれが真実であるという意味ではないのです。

声が聞こえることの文化的、宗教的側面

例4

　ロニーは、働くためにナイジェリアから英国へ母親と一緒に移住してきたとき、24歳でした。当初、彼にとって、物事は計画したようにはスムーズに進みませんでした。というのも彼は、仕事を得るのも、異国での生活に適応するうえでも困難を経験したからです。彼は、友人すべてを残してきたため、寂しい思いをしました。祖父が「おまえは、役立たずだ。何一つとしてまともにできない」と言って彼に話しかける声が聞こえ始めました。その声は、「ここでは誰もおまえのことなど好いていない。おまえは決して仕事をみつけられないだろう」とも彼に言い始めました。声がますます頻繁になり、彼のすることなすことすべてを批判するようになるにつれ、彼は、これらのコメントをめぐり落ち込んだ気持ちになり始めました。そして、母親に話しました。母親は彼に、彼の経験は正常であり、「時としてご先祖様がこの世で私たちを導いてくださることがあるんだよ」と説明しました。時とともに、彼は、声が言っていることを信じ始め、徐々に自分のなかに引きこもり始めました。彼は、食事をすることも、外出もやめてしまい、自分は価値がない、人々に嫌われている、と考えました。

　一部の文化においては、祖先とコミュニケーションを図ることは、受け入れられることであり、ポジティブな経験となりえます。しかし、これらの経験のせいで、日常の生活や仕事を続けていくことがより困難になるとしたら、何が苦悩を引き起こしているのかに目を向けることに価値があります。また、声をうまく管理することで、苦悩を軽減し、生活を向上させることができる、と考えることも価値があります。ロニーのケースでは、ストレスがおそらく彼を困らせていた声の引き金となったのでしょう。先祖が人々を導くということが、一部の文化においては受け入れられることであるため、母親は、彼に助けを得るよう勧めませんでした。しかし助けを得ることの目的は、文化的信念に異義を唱えることではなく、苦悩に取り組むことなのです。

要約

1. 声を経験することは一般的であり、ほとんどの人たちが生きている間にこのような経験をもちます。声が聞こえるというのは、病気であるとか、狂っているというサインではなく、むしろそれは正常な経験なのです。

2. 降霊術者や霊媒者といった一部の人たちは、自分の声をポジティブに受け止めます。彼らは、それらを天賦の才能であると考えるのです。他にも、声を聞く経験を高く評価する人もいます。それらの経験が、仲間づきあいと快適さを与えてくれるからです。

3. このように、自分自身のなかに声が存在するということが問題なのではありません。問題は、声に対して私たちがどのような態度を取るか、声が私たちをどのような気持ちにさせ、どのような反応や行動を取らせるか、ということなのです。

4. 日記をつけることは、声の経験にどのようなパターンがあるかを同定するうえで役立ちます。声が聞こえるのが少なくなることと関連がある活動を増やすことができますし、実際、声が聞こえる時間（たとえば、一人でいるときや、テレビで退屈な映画を観ているとき）を減らすよう努めることも可能となるのです。これは、あなたがいくらかコントロールできるようになるのに役立ちます。

5. 声が、あなたが同意しないことや、真実ではないことを言ったとしても、あなたはそれを信じる必要はありません。もしそれがあなたに当てはまらないのなら、声が何を言おうと、実際大した問題ではありませんよね？

6. 他の人たちにもあなたの声が聞こえるかどうか、テストしてみてください。

7. あなたが行うポジティブな、あるいはやりがいのある活動を増やしてみてはどうでしょう。そうすることは、あなたの気分改善に役立つでしょう。

8. 安全行動を減らすか、あるいはやめてみましょう。それらは、実際には必要ないのかもしれません。

9. ここで説明した方法や、あなたがこれは役立つと感じた方法など、新しいコーピング方略に挑戦してみてください。
10. あなたの自尊心を築き、あなたの強みをさらに高めてください。

第**5**章

陰性症状を克服する

Ron Siddle

概観

　本章の目的は、低いモチベーションや感情の鈍化、といった陰性症状について読者の方々に理解していただくことです。これらの苦痛な症状を、徐々に取り除いていくのに役立つテクニックを説明します。

章の内容

- 陰性症状とは何でしょうか？
- 陰性症状についての説明
- あなたは、陰性症状を抱えていますか？
- 陰性症状と他の困難の識別
- 陰性症状の原因
- 一次的な陰性症状
- 二次的な陰性症状
- 陰性症状があるとどうなるか
- 私の家族はどうなのでしょうか？
- 教育
- タスクの階層化
- 活動スケジュール
- 留意点
- 文化的、宗教的側面
- 要約

陰性症状とは何でしょうか？

精神科医は、しばしば統合失調症には、陽性症状と陰性症状が両方含まれると説明します。陽性症状とは、幻聴や妄想といった症状を指し、統合失調症を持つ人たちに認められる一方で、統合失調症を持たない人たちのほとんどには認められません。他方、陰性症状という場合、当人の正常な機能のいくつかの側面において欠陥が見られる症状を指します。これらは、統合失調症を持たない人たちにも認められる可能性があります。

あなたは、統合失調症ではないかもしれませんが、たとえそうだとしても、統合失調症を持たない人たちにも認められる可能性がある陰性症状について、いくらかの情報をあなたに提供しても、何ら害にはならないでしょう。

陰性症状についての説明

陰性症状には、次のものが含まれます。

会話不能（アロギー）は、貧困な思考に関連し、**発話の貧困さ**（発話能力の低下）によって特徴づけることができます。その他の症状としては、**思考途絶**、すなわち質問を問われたときに返事をするのに要する時間の増加、が含まれます。当人自身は、このような症状に気づいていないことがありますが、家族や友人は、気づくかもしれません。

エネルギー欠乏症は、エネルギーもしくは気力が不足した状態です。自分自身を動機づけることができません。その結果、おそらく不衛生になり、就労が困難になって社会的機能のレベルが著しく低下することになります。この症状に陥った人びとは、行動力が低下し、自発的な活動を一切せずに何時間もすごすことがあります。これは、仕事をしている人や、教育を受けている人たちにとって破滅的な結果をもたらす可能性があります。

無快楽症（アンヘドニア）は、楽しさを経験したり、娯楽の追及、友情、あるいは性的関係から喜びを得たりすることが困難になる症状です。これらの症状をもつ人たちのなかには、他者に親密さを表現するのを困難に感じ、友人や同僚との関係をつくり、維持することが難しい人たちがいます。

感情鈍麻は、感情を経験し、表現することに困難を覚える症状をいいます。これもまた、人間関係の維持を難しくする原因となります。この症状があると、顔の表情の変化が乏しくなり、適切なアイコンタクトを取れなくなることがあります。そうなると、人間関係を築き、維持していくうえで影響を及ぼします。

多くのケースで、注意と集中も損なわれることがあります。そのため、抽象的に物事を考えることができなくなり、固定的な、あるいは具体的な思考スタイルしか示さなくなります。このため精神科医はしばしば、諺について尋ねます。なぜなら具体的に物事を考える人は、諺でそれとなく示唆される二次的な意味をなかなか理解できずに苦悶することがしばしばあるからです。

あなたは、陰性症状を捉えていますか？

ある特徴の不在を明らかにしようとすることは、ある特徴の存在を明らかにすることよりもむずかしいものです。それでも、あなたが上記の症状を1つでももっているかどうかを明らかにしようと試みることは、価値があるでしょう。この人の判断なら自分は信頼できる、とあなたが思う人に、見解を述べてくれるよう頼んでみるとよいかもしれません。

症状	あなたの評価	信頼のおける他者の評価
会話不能		
エネルギー欠乏症		
無快楽症		
感情鈍麻		
具体的思考		

陰性症状は、多くの理由から重要です。なぜ陰性症状があなたにとって重要であると思いますか？

1.

2.

3.

　あなたには、陰性症状が重要であるとする、あなたなりの理由があるのかもしれません。しかし、あなたは知らないかもしれませんが、陰性症状は次のような理由からも重要なのです。

1. 調査研究によれば、陰性症状は、個人の治療結果（言い換えると、治療に対してどのくらいよく反応するか）に影響を与える可能性があります。
2. 陰性症状は、統合失調症の陽性症状の治療に、好ましくない影響を与える可能性があります。
3. 家族関係を調べた研究者らは、家族間の厄介事やイライラを引き起こす原因は、しばしば陰性症状である、と報告しています。これは、それ自体私たちが避けたいと思うことですが、調査研究は、家族からの過剰な批判は当人の再発の危険性を増大させる可能性もあることを明らかにしています。

陰性症状と他の困難の識別：混乱の原因

　うつ病は、よくみられるメンタルヘルス問題であり、多くの人がうつ病を経験します。一方、私たちのほぼ全員が、生涯における何らかの時点で不幸であった経験をもっています。統合失調症を持つ人たちの半数までもがうつ病の症状も経験する、といわれます。うつ病と陰性症状の特徴は重複することもありえますが、両者には違いも存在します。したがって、先に触れた症状（陰性症状として挙げた症状）に悩んでいる人は、自分の症状が本当に陰性症状であり、うつ病ではないことをはっきりさせることが

役立つかもしれません。うつ病であることを証明する決め手となるのは、当然のことながら非常に深い悲しみであり、多くの場合、不眠、食欲の減退、性欲の喪失を伴います。陰性症状と混同されるもう一つの主な原因は、神経遮断薬により引きおこされる欠陥症状です。これは、ある種の抗精神病薬の副作用として時おり生じます。この特徴は、時おり、偽性パーキンソン症候群と呼ばれることもあり、抑うつ症状か、総合失調症の陰性症状のどちらか一方、あるいは両方として誤解される可能性があります。このようにいうと複雑に聞こえますし、それを解明するのは困難な可能性があります。そのため、精神科医か家庭医に尋ねるのが、多くの場合、最善です。

陰性症状の原因

陰性症状の原因について、私たちは絶対的に確信をもてているわけではないというのが妥当でしょう。陰性症状は脳内の生物学的変化の結果である、と信じている人もいる一方で、大きなストレス状況に対する反応である、と信じる人もいます。概して精神科医は、ふたつの種類の陰性症状が存在する、と信じています。一次的な陰性症状は、生物学的な病気のプロセスの産物であると考えられているのに対し、二次的な陰性症状は、幻覚などの陽性症状の自然な結果と考えられます。

一次的な陰性症状：生物学的見解

生物学者は、陰性症状を脳細胞の喪失と脳内における構造的変化の結果生じ、これらは病気のプロセスと関連があると説明します。

二次的な陰性症状：心理学的見解

その一方で、もし自宅から出たら殺されてしまうと告げる声が聞こえるからという理由で、一日中ベッドに寝ているとしたら、これは二次的な陰性症状とみなされるかもしれません。この見解によると、陰性症状とは、

困難な心理学的、社会的状況に対する反応であるということになります
——ストレスに対するコーピング方略とみなすことも可能でしょう。社会
的状況からの引きこもり、および活動性の低下は、さらなる困難に対する
防衛的特徴です。一次的な陰性症状と二次的な陰性症状というふたつのタ
イプを識別するのは困難かもしれませんが、二次的な陰性症状は、一次的
な陰性症状よりもはるかに一過性で、治療がしやすいです。

> もしあなたに陰性症状があるとしたら、あなたは、自分にそのような症状が
> 出てきた理由を何か思い当たりますか？

陰性症状があるとどうなるか

　陰性症状は、生活の質に大きな影響をもたらす可能性があります。陰性
症状があると、コミュニケーションに影響が及ぶ可能性があることから、
家族や友人との関係に支障が生じる恐れがあります。陰性症状が原因で趣
味や娯楽を断念してしまうこともあるでしょうし、仕事を失う可能性もあ
ります。そうなれば、知的な刺激や人との接触の量を減少させることにも
なりかねませんし、経済的収入に影響をもたらすことさえあります。

　このようなリスクだけでも大変なのに、家族や友人は、あなたの反応が
ないといって文句を言ったり、怠惰であるといってあなたを批判する可能
性もあります。そしてこれは、あなた自身、自覚し、気にしていることか
もしれません。

　会話が乏しくなったり、話の中身が希薄になるといった症状のせいで、
標準的な楽しい社会的やりとりから遠ざかってしまう恐れがあります。そ
の一方で、エネルギー不足から、楽しい活動に従事する機会や、有望なプ
ロジェクトに取り組むことで得るやりがいの感覚を得られなくなってしま
うということもありえます。集中力が低下すると、仕事を首尾よく完成さ
せることから得る満足感や喜び、あるいは、うまく社会的なやり取りを図

れたことによる喜びを得る機会がさらに減ってしまいます。これらのすべての困難に加え、統合失調症にまつわるスティグマや経済的圧迫が、人とのやりとりに参加しようという個人の気持ちや能力に影響することもありうるのです。

私の家族はどうなのでしょうか？

　陰性症状が家族や介護者にとって苦悩の原因となっていることが、家族研究によって明らかにされています。家族の多くは、先に述べたような行動が怠惰のせいであると信じているのです。陰性症状の結果、家事や自己ケアの活動が低下したことで、家族も「負担」感を経験することがあります。そしてこの結果、家族は「自分のやるべき範囲以上のことをしている」と信じるようになったり、家族が、家庭の外での社会活動や個人的な人間関係を減らすことにもなりかねません。これが原因で、さらなるストレスや不満足、および家族全体における意見の食い違いを招く可能性もあります。

陰性症状は、あなたにとってどのような結果をもたらしましたか？

陰性症状による困難を抱えてこなかったという人は、より深刻な困難を抱え、深刻な陰性症状によってこれまで苦しめられてきたかもしれない他の人について考えてみてください。どのような問題があるでしょうか？

教育

　陰性症状は、幻覚や妄想と同様に広く誤解されている可能性があります。あなたと、場合によってはあなたのご家族は、活動の不足や感情の平板化、および制限されたコミュニケーションを、病気に関連した症状というよりも、むしろ役に立たない、わがままな性格的特徴として考えてしまう恐れがあります。病気に苦しむ人々は、時として、「怠惰である」、「やる気がない」、「自分の責任を顧みない」と描写されてしまうことがあるのです。これらの描写は、病気に苦しむ人たちに対するネガティブな態度や批判的な行動の一因となりかねませんし、さらにこれが、患者さんご本人の貧困な自己イメージを助長する可能性があります（第8章参照）。

　行動が統合失調症の陽性症状とどのように関係するかに加えて、症状と、それらが病気の経過にどのように影響するかに関する情報が、必要です。また、これらの問題に影響をもたらすためにはおそらく長期的なスパンで考えていくことが必要となることを、理解する必要があります。これらの領域における取り組みについては、週や月単位ではなく、月や年単位でとらえる必要があります——しかし、確実に進歩できるということは認識しておく必要があります。多くの精神科サービスが、心理社会的介入の訓練を受けたスタッフを配備しています。自分が批判されているときは特に、あれやこれやといった諸々の症状について説明するのは大変でしょうから、このような訓練を受けたスタッフなら、あなたのご家族がこれらの症状についてより理解できるよう助けることができるかもしれません。

　うつ病の治療で用いられるCBTのアプローチのなかには、陰性症状のいくつかを治療する際にも利用できるものがあります。あなたの活動レベルを向上させることにより、やりがい（達成感）、喜び、あるいはその両方を増大させることが可能でしょう。あなたがこれらの領域に取り組みたいと思うならば、多数の具体的なCBTテクニックが役立つかもしれません。

タスクの階層化

　時おり、これから先の活動やタスクが圧倒的に見えてきて、その後すぐに、やる気が失せてしまうことがあります。タスクを階層化するには、タスクやスキルをその構成部分に分解します。構成部分は、たとえば、庭を掘る場合なら、時間の区切りとすることができます。この場合は、掘ることを 10 分間実行し、その後、自分から休憩を取るようにします。代わりに、これを論理的な構成要素に分割することも可能です。一列掘って、そのあと休憩を取る、といったようにです。

　このテクニックが価値あるものとなるためには、あなたが完了したいと思うタスク、たとえば、居間をきちんと整頓するといったことを、容易に達成可能で、そのなかの各まとまりがあなたの集中力のおよぶ範囲内に収まり、その各まとまりとまとまりの間で休憩や報酬が得られるような構成要素に分解することになります。

タスクの階層化

　自分の部屋にペンキを塗ることにしたとします。このタスクの段階を書き記しました。
　考慮に入れた段階は、次の通りです。
- 必要なペンキの量をざっと見積もり、リストを書き出す
- ペンキを買いに行く
- 部屋の中の物を出して空っぽにする
- 木造部分に砂やすりをかけて磨く（もしあまりにも大きすぎる場合は、さらに小さく分解するかもしれない）
- 木材に下塗りをする
- 天井を塗る
- 壁 1 を塗る
- 壁 2 を塗る
- 壁 3 を塗る
- 壁 4 を塗る
- 家の木造部分を塗る
- 家具を戻す

　どうでしたか？　ご想像の通り、このような大がかりな仕事には、長い時間がかかります。したがって、諦めないこと、あるいはあまりにもたく

さんのことを一気にまとめてしようとしないことが重要です。さもないとうんざりしてしまうかもしれません。では、もうひとつ別の階層化されたタスク課題に挑戦してみましょう。

階層化されたタスク課題

あなたがやりたいと思っていながらも、あまりにも大変であるために長い間延期してきたタスクを書き出してください。

次に、このタスクを対処可能なかたまりに分解してください。

　あなたが自分の手に余るようなことをやろうとしていないか、確認するために、ご家族か、あるいは医療関係の専門家と一緒にこれについて話し合ってみてはどうでしょう？

活動スケジュール

　いろいろ活動している人たちは、そうでない人たちよりも、満足のいく、楽しい機会をたくさんもっています。陰性症状をもつ人たちは、エネルギーレベルに多くの問題を抱えていることが確かめられています。しかし、それでもなお、医療関係者がうつ病の人たちに使っているこのテクニックに目を向けることは、価値があります。なぜなら、このテクニックが満足と喜びの機会を増大させるからです。私たちの日々の活動のほとんどを特徴づける活動には、基本的に3つのタイプがあります。

　それらは、次の通りです。

- **喜びの活動**は、行うことを単純に楽しむような活動です——これらの活動をすること自体が目的となります。これらの活動には、何ら必要なス

キルはありません。例としては、次のようなことが含まれるでしょう：チョコレートを食べる、テレビを観る、ビールを飲む、お風呂に入る、など。

- **報酬活動**は、必ずしも楽しいものではありませんが、その活動を行うと、当人は満足感を得ることができます。これらの活動をするためには、ある程度のスキル、ないしやる気を出す必要があるかもしれません。報酬活動には、次のことが含まれるでしょう：競馬、ガーデニング、日曜大工などの手作り、ギターを弾く、など。
- **雑用**は、楽しく、報酬を伴う可能性もあれば、せざるを得ないという単なる仕事にすぎないこともありえます。一部の人たちにとっては、それらは喜びも報酬もまったく与えてくれないかもしれないのに対し、他の人たちにとっては、それらは非常に楽しく、報いられることかもしれません。例としては、次のものが含まれるでしょう：子どもを学校へ連れていく、請求書の支払をする、あるいはお皿を洗う。

あなたが、楽しいと思う活動を書き出してください。

それらはすべてお金がかかりますか？　ここで、もう一度、あなたのリストを見直し、お金は一切かからず、喜びを与えてくれるものを加えてください。

　ここでいくつかアイディアを挙げるとするなら、次のようなものが考えられるかもしれません。

- （人や図書館などから無料で借りた）DVDかビデオで好きな映画を観る
- 甥たちを公園に散歩に連れていく
- リラックスする音楽をかけてお風呂で熱い湯につかる
- 好きな場所へピクニックに行く
- 自転車に乗る

ご覧になってわかるように、必ずしもすべてが高価なことではありませ

ん。私たちのほとんどの人が、楽しい活動、報酬活動、雑用のさまざまな機会をもっています。しかし、抑うつ状態にある人たちは、報酬活動と喜びの活動を両方とも徐々にやめてしまう傾向があることがわかっています。もし、雑用ばかりで、自分の生活がどれほどひどいものであるかについてじっと座って考える機会ばかりがやたらたくさんあるとしたら、それがいったいどのような生活となるか、想像できるでしょう。多くの人びとにおいて、報酬のある、楽しい活動を増やすことが、理にかなった目標ということになるかもしれません。

あなたの時間のどれほどの割合が、次の活動に充てられていますか？
・喜び
・報酬
・雑用
・これらのことを何もしない。たとえば、じっと座って考え事をする

　自分の活動パターンについて正確に把握するためには、数日間、もしくはもっと長くデータを集めてみると、参考になるでしょう。これを行うために以下の表を見てください。この表では、一日を１時間単位に分割できます。その時間枠に主な活動と、あなたがそれを、報酬と喜びという観点からどのように評価するかを記録します。たとえば、あなたは、午前９時に起床し、午前９時から10時までの間にシャワーを浴びて、朝食を食べた、と仮定しましょう。両者のうち、どちらか一方の活動を書いてもいいですし、両方書いても結構です。あるいは最も重要なものをひとつ書いてもいいでしょう。そのうえでその活動を、10のうちのいくつかで評価することになります。０／10は、報酬がない、もしくは楽しくないということであるのに対し、10／10は、非常に報酬がある、または非常に楽しいということを示します。活動によって、報酬と喜びの両方ともで高いスコアに評価されるものもあるのに対し、両方で低いスコアとなるものもあり、また、一方では高く、もう一方では低いスコアとなるものもあるだろう、ということを心に留めておいてください。先に挙げた例で、その人物が記録した評価は、以下の通りでした。

時間	活動	評価 報酬と喜び
8 − 9　am	シャワー 朝食	報酬 =4/10 喜び =0/10 報酬 = 1/10 喜び =8/10

活動計画のテンプレート

時間	活動	評価 報酬と喜び

　では、ここで重要なポイントとは何でしょう？

　いったん自分の活動を記録し始めたら、当然のことながら、それらを見直さなくてはなりません。活動レベルが自分の困難をさらに増大させていないかを確かめ、それらが変更可能かどうかを明らかにすることが必要となるのです。（過去１週間で最も忘れられない出来事を思い出すのとは反対に）かなり正確な記録をつけることで、私たちは、自分がどのように日々を埋めているか、自分がどのような活動をしていると元気が出るのか確かめることができます。そうなれば、そうした活動をふやすために活動計画を変更することができます。これはもちろん記録をとることの意味な

のです。自分は何をしていて、増やすべき活動はどれで、減らしたほうが
いい活動はどれかを自分に強調して明らかにするのが目的です。例にみる
ように、もしあなたが、庭の手入れをすることから達成感を得られると感
じたならば、それをもう少し頻繁に行ってみたり、あるいはあなたが他の
人よりも惨めに感じているときに行ってみることは、価値があるかもしれ
ません。というのも、私たちのほとんどは、より報いのあることをするこ
とから利益を得るだろうからです。おまけですが、活動によってより多く
の時間を埋めることができれば、それだけじっと座って、あれこれ心配し
たり、悶々と考えている時間が減ります。あれこれ悩むことは、ほとんど
の人が、自分の苦悩を増大させると考えています。

　したがって、これを行っていくための手順として、まずは現状を知るた
めに2日間、記録をつけることをお勧めします。その後、そのパターンを
見直し、どの活動はためになり、どの活動はそうでないかを確認します。
私たちのほぼ全員にとって、じっと座ってあまりにも考えすぎることはた
めになりません。しかし、他に非常に役立つ活動もあるかもしれません。
たとえば、あなたのきょうだいを訪ねて行く場合などです。いったんあな
た自身の有用な活動と無用な活動を自覚したら、有用な活動を増やし、無
用な活動を縮小するための計画を立てる必要があります。役に立たないか
らといって、それらの活動を完全に避けることはできないかもしれません
が、あなたが調子が良いときにそうした活動をスケジュールに組み入れる
ことは、おそらくできるでしょう。たとえば、もしあなたが朝型の人なら
ば、朝にそれらをやればいいのです。また、本当にその活動をする必要が
あるのかどうか、自分に尋ねる必要もあるかもしれません。しかしそれを
しなければならないという法律など何もないのに、ある事を本当にしなけ
ればならないと私たちが信じこんでいることもあります。

留意点

　短期間で達成可能な目標を自分自身に設定します。それにより、達成感
をもてるようになります。陰性症状がある場合、あなたは深刻な病気を抱
えている可能性が高いです。したがって、すぐに起き上がって自分がした

いと思うことをすべてやるのは、無理かもしれません。短距離走というよりも、むしろマラソンのように自分の活動レベルをあげることを考えてください。

　負担になりすぎないように注意することは明らかに必要です。そしてたとえあなたがどれほど強く大学や仕事に戻りたいと願ったとしても、毎日あるいは活動の時間に、純粋に楽しい活動がたくさん含まれていることを確実にするようにしてください。他の活動を計画しているときに楽しい活動を計画することを忘れてはいけません。というのも、あまりにも一生懸命に挑戦しすぎて、結局、自分自身に負担をかけすぎてしまうことになる人がなかにはいるからです。

　計画は、一日をより小さな、時には一時間毎の区切りに分解します。タスクや活動、休憩の時間は、あなたが自分の一日のバランスを取れるような形で計画に組み込みます。そうすることで結局、喜び、またはやりがいと達成感のいずれか、あるいはその両方を得られる可能性がより高いでしょう。

　陰性症状がより深刻な場合には、あなたの目標と目的は控えめにしておいたほうがいいでしょう。一日に予想可能なパターンをもたせることでより多くの利益を引き出す人もいる一方で、一日毎に活動により多くの変化があるほうが好き、という人もいるでしょう。あなたの仕事は、これを達成するのにはどうするのがいちばん良いかを決定することです。というのは、人によって、一週間毎の計画では、あまりにも気力がくじけてしまいそうになる人もいれば、その一方で、計画によって見通しが効くと非常に安心できるという人もいるからです。たとえ私たちがあなたが計画をたてることを願ったとしても、もしスケジュールに組まれていることよりももっとやり甲斐があり、もっと楽しいことをする機会が生じたならば、計画は変更可能であり、またそうすべきだ、と実際、願い、期待しています。

　これは、家族や友人がとりわけ力を発揮しうる領域です。彼らに協力してもらって活動記録に書かれているパターンを明らかにしましょう。また限られてはいても達成可能な目標を勧め、障害を見きわめ、それを克服できるよう協力してもらうことにより、達成感を得られるでしょう。家族は、適度な刺激を与えたり、うながしを与えたりして、経過の観察に関与する

ことができます。また、これは最も重要なことですが、当人が行った努力に対して称賛の言葉や報酬を与えることもできます。

　きっともうみなさんは気がついていらっしゃるかと思いますが、ひとつ重要な点があります。今述べたことをするのはすべて努力が必要であるのですが、必ずしも有効ではないかもしれない、ということです。しかし私たちは、みなさんが今ではこれらのテクニックがどうしたら役立ちうるかを自覚し、それを自ら進んで試みてくださるだろうと願っています。おそらく自分自身の目標を定め、それが無理のないものとなるように確実にすべきです。そのうえで、しばらくの間、自分の活動をモニタリングしてみて、最後にしばらくの間、自分の活動を変えてみるよう試みてはどうでしょうか。もしこれが役に立たないようであれば、2、3枚のシートといくらかの努力を無駄にしてしまったことになりますが、それでも潜在的な利益を考えると、これはとってみる価値のあるリスクとなるでしょう。

これらのテクニックがうまくいった場合には、その潜在的なプラス面をすべて書き留めてください。

次に、これらのテクニックを試すことのマイナス面／大変さをすべて書き留めます。

これは、試してみる価値があるでしょうか？

文化的、宗教的側面

症例研究

　ラムは、28歳のインド人で、両親と一緒に住んでいます。彼はもう十分独立してもいい年齢だと考える人もいるかもしれませんが、それでも、文化的には、ラムが両親と同居することは自然です。母親は、彼のために料理を作り、洗濯をし続けています。同様に、彼のほうも、両親が具合が悪いときには、彼らの世話をいつもしているのです。ラムは、22歳のときに統合失調症を発症しました。薬と、精神保健サービスの助けで、陽性症状はこれまでうまくコントロールされてきました。しかし母親は、最近あることに気づきました。ラムが洗濯物を母親に渡すのをためらうのです。また、両親が具合が悪いときに、ラムがもう以前ほど両親に対して同情的ではなくなってしまった、と不満を訴えます。精神保健サービスの彼のケアコーディネータは、問題に気づき、ラムの陰性症状に取り組むと共に、ラムのご両親に問題を説明しました。

　この例は、陰性症状が文化をこえて発生しうることを浮き彫りにしています。ラムの母親が彼の洗濯物を洗っている、ということから、なかにはラムを怠惰であると考えた人もいたかもしれません。しかしこれは、ラムの場合、文化的には正常でした。陰性症状は彼の活動レベル、興味、情緒的反応の変化から知ることができます。

要約

---

1. 陰性症状は、当人の家庭生活と社会生活に数多くの影響を及ぼす可能性があります。
2. これらの症状の影響を減らし、緩和するためのテクニックと方略が提案されます。
3. これらのアプローチを用いることによって、あなたは自分の困難をよ

り効果的に克服できるかもしれません。

参考文献

Andreason, N. C. (1989). The scale for the assessment of negative symptoms (SANS): conceptual and theoretical foundations. *British Journal of Psychiatry*, **155**, 49–52.

Barnes, T. R. E. (1994). Issues in the clinical assessment of negative symptoms. *Current Opinion in Psychiatry*, **7**, 35–8.

Barnes, T. R. E. & Liddle, P. F. (1990). Evidence for the validity of negative symptoms. In N. C. Andreasen, ed., *Schizophrenia: Positive and Negative Symptoms and Syndromes*, Vol. 24. Basel: Karger, pp. 43–72.

Barnes, T. R. E., Curzon, D. A., Liddle, P. F. & Patel, M. (1989). The nature and prevalence of depression in chronic schizophrenic in-patients. *British Journal of Psychiatry*, **154**, 486–91.

Barrowclough, C. & Tarrier, N. (1992). *Families of Schizophrenic Patients: Cognitive Behavioural Interventions*. London: Chapman and Hall.

Birchwood, M., Smith, J., Cochrane, R., Wetton, S. & Copestake, S. (1990). The Social Functioning Scale: the development and validation of a scale of social adjustment for use in family intervention programmes with schizophrenic patients. *British Journal of Psychiatry*, **157**, 853–9.

Carpenter, W. T. Jr., Heinrichs, D. W. & Wagman, A. M. (1988). Deficit and non-deficit forms of schizophrenia. *American Journal of Psychiatry*, **145**, 578–83.

Crow, T. J. (1980). Molecular pathology of schizophrenia: more than one dimension of pathology. *British Medical Journal*, **143**, 66–8.

Fenton, W. S. & McGlashan, T. H., (1994). Antecedents, symptom progression, and long-term outcome of the deficit syndrome in schizophrenia. *American Journal of Psychiatry*, **151**(3), 351–6.

Hamilton, M. (1978). *Fish's Outline of Psychiatry*, 3rd edn. Bristol: John Wright.

Hogg, L. (1996). Psychological treatments for negative symptoms. In G. Haddock & P. Slade, eds., *Cognitive Behavioural Interventions with Psychosis*. London: Routledge.

Krawiecka, M., Goldberg, D. & Vaughan, M. (1977). A standardised psychiatric assessment rating for chronic psychotic patients. *Acta Psychiatrica Scandinavica*, **55**, 299–308.

Leff, J. (1990). Depressive symptoms in the course of schizophrenia. In L. E. DeLisi, ed., *Depression in Schizophrenia*. Washington: American Psychiatric Press, pp. 1–23.

Liddle, P. (1987). The symptoms of chronic schizophrenia: a re-examination of the positive–negative dichotomy. *British Journal of Psychiatry*, **151**, 145–51.

McKenna, P. J., Lund, C. E. & Mortimer, A. M. (1989). Negative symptoms: relationship to other schizophrenic symptom classes. *British Journal of Psychiatry*, **155** (suppl 7), 104–7.

Premack, D. (1975). Reinforcement theory. In A. E. Kazdin, ed., *Behavior Modification in Applied Settings*. Homewood, IL: The Dorsey Press.

Thara, R. & Eaton, W. W. (1996). Outcome of schizophrenia: the Madras longitudinal study. *Australian and New Zealand Journal of Psychiatry*, **30**, 516–22.

第6章

錠剤と注射剤

Richard Gray

概要

　本章の目的は、回復を促し、再発を防ぐうえでの抗精神病薬の役割について読者の方々に理解していただくことです。医師の指示にしたがい、最適なかたちで薬を服用していただけるよう、患者さんと医師との間の明確なコミュニケーションの重要性を強調します。

章の内容

- 薬物療法についての再考
- 精神科医、家庭医、医療従事者への相談
- 私は何を知る必要がありますか？
- 精神病とは何でしょうか？
- あなたはどのように考えますか？
- 標的症状
- 抗精神病薬とは何でしょうか？
- 錠剤と注射剤
- 抗精神病薬は、どのように作用するのでしょうか？
- 私は抗精神病薬をどのくらい長く服用する必要があるのでしょうか？
- なぜ私は、薬を服用し続ける必要があるのでしょうか？
- 自分が服用している抗精神病薬について考える
- 薬が効きません
- 抗精神病薬を服用することについて、人々はどう思っているのでしょうか？

- 抗精神病薬をやめることについて、人々はどう思っているのでしょうか？
- 正しい選択をする
- 私はこの薬をのみ続けるのでしょうか？
- 抗精神病薬の副作用についての大まかな指針
- 副作用の分類
- 事前に薬物療法について選択する
- 文化的、宗教的側面
- 要約

　本書ではこれまで、精神病を自分自身で管理するのに役立つ一連の自助テクニックに焦点を当ててきました。薬物療法は、多くの人にとって精神病の治療の重要な部分です。自助療法も心理療法も薬を併用することで最も有効に作用する、と多くの人たちが考えています。本章では、精神病に処方される薬について解説します。服薬をコントロールすることは、精神病をコントロールすることと同じくらい重要である、と私たちは考えます。したがって本章の目的は、次の点であなたを援助することです。
- 医療従事者に話をする
- 最善の薬を選択する
- 薬物療法の効果を最大限に生かすための薬物管理

薬物療法についての再考

　薬物療法について詳細な取り組みをする前に、まずは、静かに振り返って考えることから始めてみると役立つことが多いです。それでは 10 分ほど時間を取り、抗精神病薬に関するあなたの経験について考え、書き記してみてください。あまり有効でなかったものはもちろんのこと、有効に役立ってきた薬物療法や治療についても書き留めてください。そのうえで、あなたの薬物療法について、どのように状況を変えていきたいかについて考えます。たとえば、あなたは、異なるタイプの薬についてもっと多くの

情報が欲しいですか？　それとも、薬物療法に代わる別の方法を試してみたいと思うでしょうか？

演習 1

　10分間で薬物療法に関するあなたの経験について考え、書き記してください。一覧表にしてリストアップするのではなく、考えやアイディアが浮かんできたら、それらを下の雲の周りに書いてみてください。

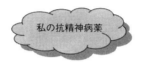

演習 2

　あなたは、自分の抗精神病薬について、どのように状況を変えていきたいと思うかについて考え、10分以内にそれを書き留めてください。一覧表にしてリストアップするのではなく、考えやアイディアが浮かんできたら、それらを下の雲の周りに書いてみてください。

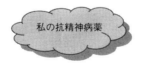

精神科医、家庭医、および医療従事者への相談

　治療者に話をすることは、非常に難しいかもしれません。というのも、面接時間は非常に短いので、自分の考えを主張し、懸念を表明するのが困難となりうるからです。専門家とのどのような面接であるにせよ、そこからあなたの求めるものを得るための重要な鍵は、前もって準備をしておくことです。面接を受ける目的は何であるのかについて事前に考え、それから脱線しないようにしてください。本章では、「パワー・クエスチョン」を、いくつかリストアップしてみました。治療者に相談する際に、役立つと感じていただけるのではないか、と思います。

　「パワー・クエスチョン」は、治療者との面接中に尋ねるべき、欠かすことのできない、焦点を絞った質問です。これらは、あくまで提案にすぎません（とはいえ、このページをコピーし、それを面接に持参したいと思われる方もいらっしゃるかもしれません）。あなた自身のものを作り上げるために、これらのなかからいくつか選択していただいてもいいでしょう。面接の前に、答えてもらいたいと思う質問を書き出してみて、それらを一つ一つ吟味してみましょう。治療者に、次のように言ってみてはどうでしょうか。「お薬についていくつか質問があります。私にとって重要なことです。それをこれから、先生と一緒に検討して行きたいと思っています」。

　パワー・クエスチョンの例は、次の通りです：

第 6 章　錠剤と注射剤　139

抗精神病薬を開始するときのパワー・クエスチョン

1. 私には、どのような薬の選択肢がありますか？

2. それらは、どのように作用するのですか？

3. それらは、どれほど効果的ですか？

4. それは、どのような症状に役立ちますか？

全体像の把握するためのパワー・クエスチョン

1. この薬には、どのような副作用がありますか？

2. それらの副作用にどう対処したらいいですか？

3. 服薬期間はどのくらいですか？

4. 薬をやめると、どうなりますか？

その他に考慮すべき事柄を尋ねるときのパワー・クエスチョン

1. その薬を服用中に、何か特別な血液検査／健康診断が必要ですか？

2. 薬の見直しは、どの位の頻度でされますか？

3. 私には、薬物療法に加えて他にどのような治療選択肢がありますか？

4. もし私が薬はのまないという選択をしたら、私には、他にどのような
   選択が可能ですか？

演習 3

　現在服薬中、あるいはこれから服薬することを考えている抗精神病薬について、あなたが知っていることと、知りたいと思うことについて、10 分間、考えてください。

1. 現在、あなたは、精神病について何を知っていますか？

2. 現在、抗精神病薬の選択肢について何を知っていますか？

3. 精神病について、どのような補足情報が欲しいですか？

4. 抗精神病薬について、どのような補足情報が欲しいですか？

私は何を知る必要がありますか？

　パワー・クエスチョンは、非常に有用です。あなたが、治療者との面接からより多くを得るのに役立つでしょう。精神病と抗精神病薬について、あなたは何か補足的な情報を求めているかもしれません。演習3は、薬物療法について、あなたが知っていることと、あなたが知りたいと思っていることは何かを明らかにすることをテーマとしています。本章における情報は、**あなたの*疑問*** に答えるのに役立つかもしれませんが、さらにメンタルヘルスの専門家と話し合いたいと思うかもしれません。

精神病とは何でしょうか？

　精神病をもつ人たちが対処しなければならないさまざまな経験に目を向けてみましょう。なぜこのようなことが重要かというと、医師が症状と呼ぶさまざまな経験に対して、有効な薬がそれぞれ異なる場合があるからです。何を自分の主な症状と考えるかということは、どの薬を服用するかの検討に影響を与えるでしょう。

変性体験（Altered experiences）
　精神病というのは、広範囲の変性体験を記述するのに医師らが用いる用語です。たとえば、周りに誰もいないときに頭のなかで声が聞こえるという人もいれば、極度の心配や動揺を引き起こす苦痛な信念を抱く人もいます（たとえば、自分は警察に後をつけられているとか、自分が飛行機の墜落を引き起こしてしまった、という信念）。医師らは、これらの経験を陽性症状と呼びます。これらが陽性症状と呼ばれるのは、それらが良いからではなく、その人に追加される経験であるからです。精神病経験は、非常にリアルに感じられ、非常に苦しく、また動揺させるものとなりえます。精神病をもつ人の経験には次のようなものがあります。

- 日々の物事に円滑に対処していくのが困難（陰性症状——その人から何かが取り去られてしまっている状態）
- 思考（認知機能の症状）

- 気分の症状（うつ状態と躁状態）

精神病の陽性症状

精神病の主な陽性症状には、次のものがあります。

- 幻覚（声が聞こえる、幻が見える、口のなかで嫌な味がする、嫌な臭いがする、あるいは何かに触られている感じがする）
- 妄想（その人の文化のなかでは共有されない、あるものの存在に対する確信的信念）
- 思考障害（意思疎通を図るうえでの困難、たとえば、会話の最中にある話題から別の話題へいきなり話が飛ぶ）。

日々の物事に円滑に対処していくうえでの困難（陰性症状）

精神病の症状がある人たちは、時おり、日々の物事にうまく対処していくのを大変に感じることがあります。朝、起きたり、顔を洗って服を着たり、料理をしたり、掃除をしたり、といったようなことです。また、世の中から分離したように感じ、かつてのように物事——テレビを観たり、スポーツをしたり、買い物に行ったりすること——を楽しんでいないように思われることがあります。時おり、医師らは、これらを陰性症状と呼びます。これは、怠惰になったという意味ではありません。精神病になると、こうした症状が起こってくることがあります。

人とうまくやっていく

精神病をもつ人は、家族や友人との関係に、時おり、影響を受ける場合があります。身近な人に話しかけない、あるいは話しかけることができない、と感じることがあるのです。

思考（認知機能の症状）

精神病になると、考えることが困難になることがあります。物事に集中すること（たとえば、映画をすべて通しで観る、といったこと）や、実際的な問題を解決すること（お金を扱ったり、食事を計画するといったこと）がうまくできなくなったりします。医師らは、これらを認知機能障害

と呼びます。思考に関する困難は、仕事や職業に支障を及ぼす可能性があり、精神病をもつ多くの人たちにとって、現実的な問題となりかねません。

気分（気分症状）

　精神病をもつ人は、気分が落ち込んだり、抑うつ状態になることさえあります。多くの場合、これは、苦痛な経験から生じてきます（自分について良くないことを言っている声が聞こえる、といったこと）。時には、大得意になったり、ハイになることもありえます。医師らは、この症状を「躁状態」と呼びます。

あなたはどのように考えますか？

　精神病の症状のこのような説明について、あなたはどのように考えますか？　すべての人が、精神病を異なる形で経験します。精神病の症状のせいで、人は怒ったり、欲求不満に陥ったりします。とりわけ、他の人たち——特に、自分に身近な人たち——が、これらの経験を現実であると信じてくれないときには、そうです。あなたにとって最も問題となる症状は、何ですか？

標的症状

　抗精神病薬について話を始める前に、まずあなたが主に経験し、援助を受けたい症状が何であるかを明らかにしましょう。演習 4 を完成させてみてください（この演習は、あなたのご家族、またはメンタルヘルスの専門家の助けを借りて行なって結構です）。この演習は、あなたの主な標的症状が何かを明らかにするのに役立つはずです。そのうえで、どの抗精神病薬が最も適切か検討できます。

演習4

標的症状を明らかにする

ステップ1. 各項目について、最近1カ月間にわたる、あなたの症状を最もよく説明しているものをチェックしてください。

	全くない	時おり	ほとんどいつも
1. 変性体験（例. 声が聞こえる、普通でない信念）	☐	☐	☐
2. 日々の事柄にうまく対処するのに困難がある	☐	☐	☐
3. 人とうまく付き合っていくのに困難がある	☐	☐	☐
4. 思考の問題	☐	☐	☐
5. 気分の問題	☐	☐	☐
6. 怒りの感情	☐	☐	☐

ステップ2. 現在経験している症状のうち、あなたは、どの症状を主な問題と考えていますか？　あなたの経験を以下の欄に2、3語で述べてください。

私の主な問題は……

第 6 章　錠剤と注射剤　147

> ハービー：標的症状の同定
>
> 　ハービーは、それまで 5 年間にわたって声が聞こえていました。当初、それらは、彼に優しく、心を慰めてくれることを言ってくれる良い声でした。ところが年月とともに、声は批判的になり、ハービーは、徐々に対処し難く感じるようになりました。この 2、3 年は、ますます引きこもりがちになり、朝、起きるのをつらく感じるようになりました。彼は一日の大半をテレビを観て過ごします。母親と一緒に住んでおり、面倒をみてもらっています。ハービーは、標的症状を同定する演習を行なった際、ほとんどの時間、変性体験があるが、それでも「声には対処できる」と述べました。しかし、主な問題は、日々の事柄にうまく対処していくことであると言いました。というのも、彼は、母親が「ガミガミと小言を言う」ことにほとほとうんざりしていたからです。

抗精神病薬とは何でしょうか？

　抗精神病薬とは、その名が示唆するように、精神病に対して（抗して）作用する薬です。さまざまなタイプの抗精神病薬があります。より古い薬は、定型（あるいは、従来型、もしくは第一世代）抗精神病薬と呼ばれ、より新しいものは、非定型（あるいは、第二世代）抗精神病薬と呼ばれます。表 6.1 と 6.2 は、一般的に処方され、入手可能な、抗精神病薬をリストアップしています（これらの表の情報は、2005 〜 6　Maudsley Prescribing Guideline より改変）。服薬量の目安として、本書では、初めて精神病を経験している人々（年齢 18 〜 65）と、精神病を数回にわたって経験したことのある人たちのために、処方されるべき薬の最少量と最大量をリストアップしました。人によって、それぞれ必要な薬の用量が異なります。これは、薬に対する身体の反応の仕方が、人により異なるからです。子どもたちと高齢者（年齢 65 歳以上）は、労働年齢の成人よりも少ない量の薬で結構です。

　それぞれ薬によって、推奨される量が異なることに気づくでしょう（た

表 6.1　定型抗精神病薬

名称	最小有効量 (抗精神病薬を初め て服用する者)	最小有効量 (2回以上の精神病 エピソードのある者)	最大量
クロルプロマジン	毎日 200mg	毎日 300mg	毎日 1000mg
ハロペリドール	毎日 2mg	毎日 5mg	毎日 30mg
スルピリド	毎日 400mg	毎日 800mg	毎日 2400 mg
トリフロペラジン	毎日 10mg	毎日 15mg	毎日 500mg

表 6.2　非定型抗精神病薬

名称	最小有効量 (抗精神病薬を初め て服用する者)	最小有効量 (2回以上の精神病 エピソードのある者)	最大量
アミスルピリド (本邦未発売)	毎日 400mg	毎日 800 mg	毎日 1200mg
アリピプラゾール	毎日 10mg	毎日 10mg	毎日 30mg
クロザピン (他の抗精神病 　薬の効果がなかった人に 　のみ)	—	毎日 300mg	毎日 900mg
オランザピン	毎日 5mg	毎日 10mg	毎日 20mg
クエチアピン	毎日 150mg	毎日 300mg	毎日 800mg
リスペリドン	毎日 2mg	毎日 4mg	毎日 16mg

とえば、最小限の有効量として、ハロペリドールでは 1 日に 5mg が推奨されるのに対し、スルピリドの場合は、1 日につき 800mg となります)。これは、その薬の強度に関係します。したがって、たとえば、リスペリドンの 1 日につき 2mg というのは、クエチアピンの 1 日につき 150mg とほぼ同じ強さということになるのです。正しい量の薬を服用することが重要なのです。

(訳者注：表 6.1 〜 6.3 の薬剤情報は、原著出版当時 (2009) に記載されていた情報であり、日本での使用法とはそぐわない点もあるかもしれませんのでご注意下さい)

表 6.3　デポ剤および持効性注射剤

名称	最小量と最大量	投与間隔
デカン酸フルペンチキソール（本邦未発売）	12.5-400mg	2-4 週毎
デカン酸フルフェナジン（フルデカシン）	6.25-50mg	2-5 週毎
デカン酸ズクロペンチキソール（本邦未発売）	100-600mg	4 週毎
リスペリドン持効性注射剤（リスパダール コンスタ）	25, 37.5, or 50mg	2 週毎
アリピプラゾール		

錠剤と注射剤

　抗精神病薬を錠剤でとる人が多数でしょう。抗精神病薬によって、それ
ぞれ摂取の仕方が異なります。
- 錠剤（最も一般的な摂取法）
- 口の中でとける錠剤（崩壊錠）
- 液体、またはシロップ剤
- 筋注剤（通常、臀部）
- 持効性注射液（通常、臀部）

　長時間作用型の注射として抗精神病薬を摂取する人もいます。長時間作
用型の注射液は、しばしば「持効性製剤（デポ）」と呼ばれます。持効性
製剤は、臀部か、大腿の大きな筋肉に注射されます。熟練の精神科看護師
によって注射されれば、概して痛くありません。持効性製剤は、侵襲的と
みなされることがあり、すべての人に適するわけではありません。しかし、
人によっては、抗精神病薬を摂取するための便利な方法です。表 6.3 は、
最も頻繁に用いられる持効性注射剤を示しています。

　短時間作用型の注射——医師や看護師は患者さんが非常に苦悩したり、
暴力的だったり、攻撃的だったりするときにのみ落ち着かせるために、こ
の種の抗精神病薬を投与します。この薬は、患者さんの臀部に注射されま
す。この薬は、このように一度限りとして与えられることがほとんどです。

　液体と、溶ける錠剤——錠剤を飲み込むのを大変に感じる（あるいは、
その味が好きでない）人がいます。抗精神病薬のなかには、液体として、
あるいは口のなかで溶ける崩壊錠として投与可能なものがあります。そし
て、こちらのほうをより好ましく思う人もいます。

> ### サリー：持効性注射剤を選択
>
> 　サリーは、大学在学中に大麻を吸ってから、ひどい妄想に悩まされるようになりました。リスペリドンが非常によく効き、大学に戻ることができました。ところがサリーは、「週に3、4回は、薬を飲むのを忘れてしまいます、わざとではないんです、ただ忘れてしまうんです」と言いました。薬を飲み忘れてしまったせいで、より一層妄想がひどくなり始めました。彼女が精神科医に相談すると、医師はリスペリドンの長期作用型の注射（リスパダール・コンスタ）を受けさせ始めました。これがサリーにうまく作用し、妄想に対処できるようになりました。

抗精神病薬は、どのように作用するのでしょうか？

　精神病の症状は、人の脳内における化学的なバランスの崩れが原因で引き起こされる、というのが医師の見解です。精神病をもつ人たちにおいてバランスが取れていない脳内化学物質は、ドーパミンと呼ばれる化学物質です。人の脳内にドーパミンの量が多くなりすぎると、脳の情動中枢における電気的活動が増します。脳の情動中枢は、大脳辺縁系（図6.1参照）と呼ばれます。脳のこの部分における電気的活動が増すと、声が聞こえたり、妄想が生じるといった精神病の変性体験が引き起こされるようです。物事を考え、情報を処理するために用いられる脳の部分（大脳）にドーパミンが不足すると、日々の物事に対処するのが困難になり、思考に問題が生じます（図6.1参照）。

いったん気分が改善したら、抗精神病薬をやめることができますか？

　多くの場合、私たちは、病気になったとき「一連の治療」を受ける必要があります。たとえば喉が痛む場合は、感染を除去するために2週間の抗生物質治療が1クール必要です。病気によっては長期のものもあります。ぜんそくは、長期疾患です。ぜんそくがある人たちのほとんどは、症状（呼吸困難や咳）を除去するために薬を飲む必要があります。さらに、そ

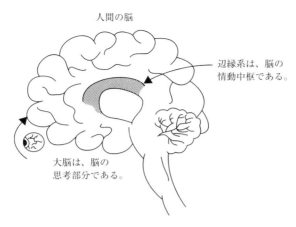

図6.1　薬の作用の主な部分である、大脳辺縁系を示す脳の図解

れらの症状がぶり返さないようにするために薬を飲み続ける必要があるのです。精神病は、ぜんそくに似ています。症状を緩和させたり、除去するために薬を飲む必要があります。そして症状のぶり返しから身を守るために服薬を続けるのです。

> ### エイミー：「気分が改善したら薬をやめてもいい」
> 　エイミーは34歳で、最近、自分はテレビやラジオのなかに住んでいる異星人によってコントロールされていると信じ始めました。彼女は、精神科医からアリピプラゾールを処方され、それを6週間飲みました。コントロールされていることに関する信念は「消えてしまった」と彼女は言い、自分は「良くなった」と言いました。エイミーは、自分は良くなったのだから、薬の服用をやめることができると思いました。2カ月後、異星人にコントロールされているという信念が戻ってきました。担当の看護師は、その経験がぶり返してこないようにするために少なくとも2年間は薬を飲むことの重要性を説明しました。彼女は、アリピプラゾールの服用を再開し、6カ月間にわたり、かなり定期的にそれを服用してきました。例の信念は、ぶり返していません。

精神病の変性体験（すなわち、陽性症状）に対する効果

　抗精神病薬は、脳の辺縁領域における電気的活動を遅くすることによって、変性体験に対抗するように作用します。精神病の変性体験をもつ人の約10人に8人が、薬が役に立つと述べます。多くの場合、これらの体験は完全には消えませんが、それでもその頻度、強度、あるいは苦痛が減ることがあります。精神病体験が改善することによって、イライラしたり、頭に来たりする感情が減る可能性があります。なかには、家族や友人とうまく付き合えるようになったと感じる人もいます。これらは、抗精神病薬の間接的なポジティブな効果です。

エミリー：「抗精神病薬の間接的利益」

　エミリーは、22歳でした。「おまえは邪悪な人間である」、「自殺すべきだ」と言う非常に苦痛な声が聞こえていました。彼女は、家庭医に診察に行くまでほぼ6カ月間にわたってこのような経験をしてきたのです。エミリーは、自分に聞こえるその声は、亡くなった母親が「あの世」から話しているのであると確信していました。父親は、エミリーの経験にひどく苦悩し、彼女の経験をめぐって随分と言い争いをしました。エミリーの家庭医は、彼女にスルピリドと呼ばれる抗精神病薬を処方しました。スルピリドを服用して2週間後、エミリーは、それまで聞こえていた声が「徐々に遠のいて行き」、さほど煩わされなくなったと言いました。父親との関係は、劇的に改善し、両者にとって、このことは抗精神病薬の最もポジティブな効果となったのです。

陰性症状と思考問題に対する効果

　従来型抗精神病薬は、本当のところ、精神病の変性体験、あるいは陽性症状に対してしか効果がありません。一方、新しい抗精神病薬（非定型）は、医師が陰性症状と呼ぶものに対しても効果的であるように思われます。陰性症状とは、日々の物事に対処し、人とうまく付き合っていくのに困難があるという症状です。新しい薬は、人々が抱える思考問題にも、多少有効な場合があります。これは、脳の思考部分におけるドーパミンの量を増

第6章　錠剤と注射剤　153

表 6.4　攻撃性に対抗する薬

薬名	用量	
ハロペリドール	15mg	抗精神病薬とロラゼパムとの併用は可能。ロラゼパムは、抗不安薬である。
オランザピン	10mg	
リスペリドン	1-2mg	

やす効果があるからです。

気分問題に対する効果

　時おり、人の気分というものは、意気盛んに舞い上がったり、高揚したりすることがあります。抗精神病薬は、新旧共に、人の気分をより正常なレベルへ落ち着かせるのに有効となり得ます。より新しい抗精神病薬のなかには、気分の落ち込みや抑うつ状態に対しても有効と思われるものがあります。精神病をもつ人たちは、気分が落ち込んだり、抑うつ的な状態になることがよくあるのです。

攻撃性に対する効果

　妄想が生じたり、声が聞こえるといった変性体験があらわれると、人はひどく苦悩し、気が動転して、イライラしたり、攻撃的になったりすることがあります。人がイライラしたり、悩んだりしているときに力になるための最善の方法は、その人に話しかけることです。人は、自分が経験している、イライラや、攻撃的な激しい気分から自分を救うために薬を必要とすることもあります。抗精神病薬のなかには、人の気分を落ち着かせるのを助けるうえで有効なものがあります（表6.4）。ロラゼパムは、医師や看護師によって抗精神病薬と併用投与が可能な抗不安薬です。過去にイライラしたり、攻撃的になったことがあり、特定の薬が有効であったと感じた経験がある人のなかには、もしまたこれらの症状がぶり返して来たら同じ治療を受けられるよう確実にしておきたい、と思う人もいます。事前に指示カード、あるいはクライシスカードを記入しておくことで、そうすることは可能です。このようなカードについては、本章のなかでもう少し後で説明します。英国では、国立医療技術評価機構（NICE）が、暴力の管理

に関するガイドラインを発表しています。当ガイドラインを読むことにご興味のある方は、当評価機構のウェブサイト（www.nice.org.uk）から一般向けのものをダウンロードすることができます。

私は抗精神病薬をどのくらい長く服用する必要があるでしょう？

抗精神病薬を服用している人たちの多くは、いったい、どれほど長くこの薬を服用する必要があるのか知りたがります。医師や看護師は、概して、症状が改善した後、少なくとも2年間は抗精神病薬治療を続けるようアドバイスします。2年後に、徐々に薬をやめていくことについて担当の医師に話をするとよいでしょう。人によっては、もっと長く薬を服用する必要性がある人もいます。クロザピンを服用している人は、おそらく少なくとも5年間はこの薬を継続する必要があるでしょう。

なぜ私は、薬を服用し続ける必要があるのですか？

やめると、ほとんどの人が精神病の症状がぶり返してくることに気づくからです。このようなことは、すぐに起きるわけではないかもしれません。症状がぶり返してくるのに6カ月、もしくは1年かかることさえありうるのです。薬をやめても、症状が一度も戻ってこないことに気づいたという人は少数です。薬をやめたときに、はたして症状が戻ってくるかどうかを知るのは不可能です。だから医師と看護師は、大事をとって薬を継続するようにアドバイスするのです。

また、精神病のエピソードがあるたびに、それがその人の脳を傷めるのではないかと考えられています。したがって薬は、症状をコントロールするだけでなく、精神病が引き起こす恐れがあるダメージから脳を守ることにもなるのです。抗精神病薬の服用をやめるかどうかを考慮する際には（あるいは、いったん中断するという場合でも）、このことを知った上で、それについて考えることが重要です。

第6章　錠剤と注射剤　155

自分が服用している抗精神病薬について考える

　あなたが過去に服用した経験のある抗精神病薬と、現在服用中の抗精神病薬をリストアップしてみましょう。抗精神病薬は、標的症状に対してどれほど有効ですか／有効でしたか（演習5参照）？

演習5：過去に服用した抗精神病薬

薬名	量（1日あたりのmg）	その薬を処方どおりに服用しましたか？	なぜその服用をやめたのですか？	この薬は、あなたの標的症状にどれほど有効でしたか？（これをスコア評価するために、下の有効性スケールを利用してください）

抗精神病薬は、あなたの標的症状にどれほど有効でしたか？

有効でない	少し有効	有効	大変有効
1	2	3	4

現在服用している抗精神病薬を書いてください

薬名	量（1日あたりのmg）	その薬を処方どおりに服用しましたか？	この薬は、あなたの標的症状にどれほど有効でしたか？（これをスコア評価するために、下の有効性スケールを利用してください）

抗精神病薬は、あなたの標的症状にどれほど有効ですか？

有効でない	少し有効	有効	大変有効
1	2	3	4

過去に服用した抗精神病薬について、振り返ってみましょう。

上記の演習を完了したら、下の質問に答えてみてください。そしてコメント欄のアドバイスも考慮してください。

1. あなたが服用したことのある抗精神病薬のなかで、最も有効だったものは何でしたか？

コメント欄

最も効果的だった抗精神病薬が、現在服用しているものではない場合、あなたは、自分が最も有効と感じたその薬の服用に戻りたいと思いますか？　もしそのように思わない場合は、なぜですか？（たとえば、その薬は、効果的で

第6章 錠剤と注射剤　157

はあったが、たくさんの副作用があったから)。

2. あなたは、抗精神病薬が標的症状を治療するのに有効であると感じますか？　はい／いいえ
「いいえ」という場合は、下のコメント欄を読んでください。

> **コメント欄**
> 　抗精神病薬があなたの標的症状を治療するうえであまり有効でないと思う場合は、クロザピンの投与について医師に相談してみてはどうでしょうか。クロザピンは、他の抗精神病薬がそれまで役立ってこなかったという場合に、非常に有用である可能性があるからです。

3. ついうっかり抗精神病薬の服用を忘れてしまうことがありますか？
　はい／いいえ
「はい」という場合は、下のコメント欄を読んでください。

> **コメント欄**
> 　ついうっかり服薬を忘れてしまうと、症状がぶり返す危険に身をさらす恐れがあります。うっかりして服薬を忘れてしまう場合は、長時間作用型のリスペリドン持効性注射剤について考えてもよいかもしれません。たくさんの人たちが、これを便利であると感じています。もしあなたが、注射はどうも今一つと思う場合には、次に3つの簡単な方法をご紹介します。薬を飲むのを忘れないようにするのに役立つ方法です。
> 1. 薬を飲むことを、あなたが毎日、常に行なうこと（例、歯みがき）と結びつける。
> 2. 思い出させてくれるよう、携帯電話に毎日鳴るアラーム

をセットする。

3. 1日に1回の服薬で済むよう医師に相談する。

薬が効きません

　標的症状（例、「声が聞こえる」、「人とうまく付き合っていくのが困難」、あるいは「ストレスを受ける」）に役立たないという理由で、抗精神病薬の服用をやめてしまう人が大勢います。およそ10人に8人が、抗精神病薬は役立つと感じていますが、この薬が自分の問題に役立たないと感じている人も、10人に2人います。このような場合は、クロザピンと呼ばれる薬をためすと助けになるかもしれません。クロザピンは、非常に効果的な抗精神病薬ですが、オランザピンやリスペリドンといった他の抗精神病薬が何ら効果がなかった人にしか与えることはできません。クロザピンがなぜ、他の抗精神病薬では効果がなかった人にしか用いることができないのかというと、およそ1パーセントの人に、この薬が白血球の減少を引き起こす可能性があるからです。白血球は、身体が感染と闘うために利用されるものですから、その減少は、潜在的に非常に危険です。結果として、クロザピンを服用する人たちは、定期的に血液検査を受けることが必要となります。クロザピンは、その他にも、疲労感や体重増加、およびよだれを垂らすことを含め、いくつかの耐え難い副作用を引き起こす可能性があります。しかし、クロザピンを服用している人の多くは、それを、今までに服用したなかで最高の薬であり、本当に自分に役立っている、と言います。

ヒラリー：クロザピンへの転換

　ヒラリーは、それまで10年にわたって声が聞こえていました。彼女は、それを恐ろしく、苦痛に感じていました。何年かするうちに彼女は、ますます引きこもり、孤立するようになりました。そして、減多に外出せず、両親の家の自分の部屋で時間のほとんどを過ごしていました。彼女は、リ

スペリドン、アミスルピリド（本邦未発売）を含むいくつかの異なる抗精神病薬を試しましたが、それらはまったく助けになりませんでした。最初は、クロザピンを試してみることに気が乗りませんでした。副作用があったからです。しかし結局、試してみようと決心をしたのです。クロザピンのせいで、彼女はひどく疲れ、正午前にベッドから起き出すのに悪戦苦闘しましたが、この薬は、声に対しては本当に役立ちました。声は、消え去りはしませんでしたが、さほど強烈ではなくなり、彼女は声を前よりも無視することができるようになったのです。

抗精神病薬を服用することについて、人々はどう思っているのでしょうか？

　抗精神病薬を服用している人のほとんどが、薬を服用することには、悪いこともあるが、それだけでなく、良いこともいくつか存在すると述べます（表6.6参照）。薬を、完全に良い、あるいは完全に悪いと考える人はごく少数です。人々は、自分自身の心のなかで——すべてを考慮して——薬が有効であるのかどうか、比較検討する必要があるのです。これは、日々変わる可能性があります。ある日には、薬は役に立つと感じ、その翌日にはうんざりし、やめてしまいたくなる、ということもありえます。次の表6.6には、抗精神病薬の摂取をめぐり、人々がしばしば、良いと述べることと、あまり良くないと述べることをリストアップしています。

抗精神病薬をやめることについて、人々はどう思っているのでしょうか？

　人は、抗精神病薬を服用することの良い点と悪い点について考えるだけではありません。薬をやめることの是非についても考えます。薬をやめることの賛否両論をいくつか、表6.7にリストアップしました。

表 6.6　抗精神病薬を服用することの良い点と悪い点

悪い点	良い点
• 薬の副作用 • 長期にわたって服用することの心配 • 薬は、標的症状に役立っていない • 薬を服用するのは、不快である 　（例、錠剤を飲み込むのがつらい、注射が 　痛い）	• 症状に役立つ • 生活にうまく対応していける • 人間関係の改善 • 安心感

表 6.7　抗精神病薬をやめることの良い点と悪い点

良い点	悪い点
• 副作用をなくすことができる • 服薬のスティグマがない • 自律性の向上 • もう薬にコントロールされていない	• 症状が悪化していく • 再入院 • 生活における良いことを失う • 落ち着きを失う

正しい選択をする（抗精神病薬を服用し始める前に）

　これまで、さまざまな抗精神病薬、それらの作用の仕方、それらが有効な症状、およびそれらが引き起こす副作用について、話してきました。抗精神病薬を服用し始める前に、各薬の良い点と悪い点を比較検討することは、役立つはずです（表 6.6, 表 6.7）。本書では、決断をくだす演習（演習7参照）について述べています。これは、各選択があなたにどのように影響するかを考えるうえで役立つかもしれません。

私はこの薬を飲み続けるのでしょうか？

　果たして抗精神病薬を服用し続けたいのかどうかについて、よくわからないという人もいます。薬が**重要である**のかどうかについての見解は、日々変化します。抗精神病薬がどれほど重要であると思うか、ということに影響を与える主要な要因が6つあります。
• 薬は、私の標的症状に役立つのだろうか？

- 私は、薬の副作用にどう対処したらいいか分かっているか？
- 私を診てくれているメンタルヘルスの専門家と良好な関係にあるか？
- 副作用は、私を煩わせているか？
- 薬は、過去に役に立ったか？
- 薬が私の問題に役立つと信じているか？

再考

　抗精神病薬について、どのように考えますか？　それは重要であると思いますか？　抗精神病薬についてあなたはどのように考えるか、5分間、振り返って考えてください。その後、演習6に記入してください。

演習6

薬は重要ですか？

その薬を服用し続けることは、どれほど重要であると思いますか？

1　　2　　3　　4　　5　　6　　7　　8　　9　　10
←重要でない　　　　　　　　　　　非常に重要である→

なぜその点数に丸をつけたのですか？

薬がより重要となるためには、何が起こる必要がありますか？

この問題に取り組むために、あなたは何ができますか？

ジョージ：「薬を服用し続ける」

　ジョージは、それまで約6カ月間オランザピンを服用していました。この薬は、聞こえる声に対処していくのには役立ったのですが、体重が増えてしまったため、彼は、「支え」として薬に頼るべきではないとつくづく実感しました。ジョージは、薬を、重要度で10段階中5として評価しまし

た。薬に頼りたくないけれども、人生の現時点でうまく対処していくためには、自分にとって薬が必要である、と感じました。オランザピンをめぐる彼の主な問題は、体重が増えてしまったということでした。増えてしまった体重を戻そうとするのに援助が必要だと考えました。ジョージは、看護師に相談し、減量方法を編み出すために170ページの問題解決テンプレートを用いました。

主要なメッセージ

　薬をめぐって現実的な問題が生じてくる場合が多々あります。あなた自身の解決策を見つけるために、一緒に取り組むメンタルヘルスの専門家と共に、170ページの問題解決テンプレートを利用するとよいでしょう。

　薬をやめることについて考えるのは、自然なことです。おそらくあなたは、ある朝、目が覚め、思うことでしょう、「もう薬なんかいらないんじゃないか、私は元気だし、自分で対処できる」と。それぞれの薬の良い点と悪い点を考えることにより、服薬選択したのと同様に、薬を服用し続けるかどうかについても慎重に考えることが重要です。抗精神病薬の服用と中止の是非について、再度、考える必要があるかもしれません。あなたにとって、それは適切なのでしょうか？　薬をめぐってあなたは、どのような問題を抱えているのでしょうか？　別の薬への変更を検討する必要がありますか？

主要なメッセージ

　もしあなたが、薬をやめたいとすでに決心したのなら、必ず医師、または看護師と一緒に取り組みながら、徐々にそれを実行するようにしてください。決して、薬を突然やめるようなことはしてはいけません。なぜなら、突然やめると、落ち着きがなくなったり、イライラした気持ちになり、睡眠にも問題が生じる可能性があるからです。なぜこのようなことが起こる

かというと、あなたの身体が薬の停止に適応するのに時間がかかるからです。

演習 7

（薬をやめることの）是非を比較検討することが、役に立つことがあります。もしあなたが抗精神病薬を服用しているのなら、演習 7 に記入してみてはいかがでしょう。

あなたが服用している薬の名前を最初の欄に書きます。そのうえで次の 4 つの欄に記入してください。

- 薬を服用すると役に立つこと
- 薬を服用すると役に立たないこと
- 薬をやめると役に立つこと
- 薬をやめると役に立たないこと

薬の名前は何ですか：	
私は、この薬を服用すると／服用し続けると…	
薬を服用すると役に立つこと（下にあなたの考えを挙げてください）	薬を服用すると役に立たないこと（下にあなたの考えを挙げてください）
私は、薬をやめると／服用しないと…	
薬をやめると役に立つこと（下にあなたの考えを挙げてください）	薬をやめると役に立たないこと（下にあなたの考えを挙げてください）

あなたの回答について考えてください。そうすると、今、あなたはどのような状況に置かれていますか？　この薬は、あなたにとって適切ですか？

この演習を完了することで、しばしば実際的な問題の多くを明らかにします。とりわけ、抗精神病薬の副作用に関する問題はそうです。薬の副作用については次で取りあげます。

抗精神病薬の副作用について大まかな指針

　副作用のない薬は、ひとつもありません。それは、抗精神病薬でも同じです。抗精神病薬は、不快で、耐えるのが難しい数々の副作用を引き起こす可能性があります。
　副作用は、次の場合に現れやすい傾向があります。
・抗精神病薬の開始時
・薬の用量が多いとき
・薬の用量を増量したとき
・子どもの場合
・65 歳以上の人の場合（高齢者）
　演習 8 は、あなたが薬からどのような副作用を受けているかを明らかにし、どの副作用がより苦痛である（より耐え難い）かについて考えるのに役立つでしょう。

演習 8

副作用の同定

　パート 1：あなたが現在、抗精神病薬から経験している副作用を挙げてください（心に浮かんでくるままにただ書き記してください。書き記す順番については気にしないでください）。

第 6 章　錠剤と注射剤　165

　パート 2：これで、副作用のリストができましたので、それらを並べ変えてみましょう。2，3分、時間を取り、リストを見てください。最も苦痛と感じる副作用はどれですか、また、それほど苦痛ではないものはどれでしょうか、考えてください。各副作用に、10 点中何点となるか（10 ＝ 最も苦痛から 1 ＝ まったく苦痛でない）、苦痛スコアをつけてください。

副作用苦痛スコア
1　　2　　3　　4　　5　　6　　7　　8　　9　　10
←まったく苦痛でない　　　　　　最も苦痛である→

　これで、各副作用にスコアがつきましたので、次に、あなたが最も苦痛に感じる副作用を挙げてください。
私が最も苦痛に感じる副作用は、
1.

2.

3.

　これらの副作用については、その解決にあたっていくらかの手助けを得るようにすべきものです。黙って耐える必要はないのだ、ということを覚えておいてください。たいていの場合、あなたのために、何か、できることがあるはずです。

　副作用を管理するためには、何かを話し合う前に、抗精神病薬が引き起こす可能性のある共通の副作用をいくつか見てみると、役に立ちます。これらのなかには次のものがあります。
• 体の動きに関する問題——硬直、震え、落ち着きのなさ、奇妙な、異常な動き

- 女性における月経問題
- 乳房の肥大（男性と女性において）
- 性的機能不全
- 発作（特に、薬が高用量の場合やクロザピンを摂取しているとき）
- 低血圧
- 口の渇き
- 目のかすみ
- 便秘
- 体重の増加
- ひどい疲労感

副作用の分類

　抗精神病薬の副作用を取り除くには、さまざまな方法があります。1日の薬の用量を減らしたり、1日のなかで薬を服用する時間を変えることによって、副作用を取り除けることもあります（たとえば、薬を服用すると疲労を感じる場合には、朝、服用するのではなく、夜に服用するほうが良いでしょう。そうすれば日中に眠くなりません）。副作用に役立つ方法には、他に次のようなものがあります。
- たとえば、体の動きに関する問題がある場合には、服用している抗精神病薬を別の抗精神病薬に変える。
- 便秘で、用を足すのに困難がある場合には、便秘薬を処方してもらう。
- 薬によって体重が増えてしまう場合には、たとえば、より健康的な食事をし、もっと運動をするなど生活スタイルを変える。

　表6.8では、抗精神病薬でよくみられる、幾つかの副作用と、役立つ対処方法をリストアップしています。

　抗精神病薬によってあなたが受ける副作用のいくつかを解決するためには、医師や看護師と一緒に取り組む必要があるかもしれません。構造化された方法で問題に徹底的に取り組むよう努力することが、多くの場合、非常に役立つと私たちは感じています。これは、あなたにぴったりの問題解決法を見つける最善の方法です。問題解決プロセスは、次のようなもので

第6章　錠剤と注射剤　167

表 6.8　副作用の分類の仕方

副作用	可能な対処法
• 体の動きに関する問題——硬直、震え、落ち着きのなさ、奇妙で異常な動きを含む。	• 処方される薬の量を減らす • 解毒剤を与える、例、プロサイクリジン • 薬を変える
• 女性における月経問題	• 処方される薬の量を減らす • 薬を変える
• 乳房の肥大（男性と女性において）	• 処方される薬の量を減らす • 薬を変える
• 性的機能不全	• 処方される薬の量を減らす • 薬を変える
• 発作（特に、薬が高用量の場合やクロザピンを摂取しているとき）	• 処方される薬の量を減らす • 発作を抑制する薬の投与
• 低血圧	• まずは薬を少用量から始め、徐々に用量を増やしていく • ゆっくりと起き上がる／立ち上がる
• 口の渇き	• 薬を変える • 多くの水を少しずつ飲む（炭酸／発砲性のものは不可） • 砂糖不使用のチューイングガムをかむ
• 目がかすむ	• 薬を変える
• 便秘	• 薬を変える • 便秘薬を服用 • 運動する
• 体重の増加	• 薬を変える • 食事を変える • 日常の活動／運動を増やす
• ひどい疲労感	• 朝いちばんにではなく、寝る前に薬を服用する。

す。

• 問題は、何ですか？

• 目標は、何ですか？

• 自分の目標にいつ到達することを目指しますか（日付）？

- この目標に到達するためには、どのような方法（複数）がありますか？
- この目標に到達するための各方法について、それぞれの良い点と悪い点は何ですか？
- この目標に到達する妨げとなる恐れがある障害は何ですか？
- あなたの目標を到達するための行動計画に含める必要があることは何ですか？
- あなたは、自分の目標に到達しましたか？

それでは、問題解決がどのように展開していくか、例を見てみましょう。

キャシー：「体重を減らしたいんです」

　キャシーは、それまで4カ月間にわたり、オランザピンを服用してきました。そして体重が19キロも増えてしまいました。

　問題は、何か？

　キャシーは、その問題を次のように述べました。「私は、その薬を飲み始めて以来、体重が約19キロも増えてしまいました。そのせいで私は、体のことが気になって、外に出かけたくないのです。」

　目標は、何か？

　最初キャシーは、「体重を減らしたい」と言いました。しかし、彼女の看護師は、「もっと具体的に」する必要があると提案しました。そこで、その目標を3カ月間で3kg減らすことにしました。

　この目標に到達するためには、どのような方法（複数）があるか？

　キャシーと彼女の看護師は、この目標に到達するための5つの方法を同定しました。それらは、次のものです。

1. ごくわずかしか食べない
2. 食べる物を変える
3. 運動する
4. 薬を減らす
5. 薬をやめる

　この目標に到達するための各方法について、それぞれの良い点と悪い点は何か？

　キャシーは、すごくお腹が空いて、食べる物を減らすことなどできない

と言いました。また、いったい何が自分が食べるべき健康な食べ物なのか
わからない、とも言いました。「運動は好きじゃないし、ジムに通うだけの
お金の余裕はありません」、それに「薬を減らすと、ときどき大丈夫な感じ
がします。ただ、しばらく薬をやめると、また調子が悪くなるんです。」

　私にとって、この目標に到達するための最善の方法は何か？

　キャシーは、自分にとって目標に到達するための最善の方法は、健康な
食べ物をもっと見つけるようにし、甘くて、脂っこい食べ物は避けるよう
にすることであると決心しました。こうした砂糖や油を多く含む食べ物を
食べると太ってしまう、と彼女は考えたのです。

　この目標に到達する妨げとなる恐れがある障害は何か？

　キャシーは、目標到達を妨げていることは、どのようにして情報を見つ
けるかであると考えました。

　この目標に到達するための行動計画において、何が必要か？

　「健康な食べ物について教えてくれる」本を図書館から借りる、と彼女は
言いました。看護師も、健康な食べ物に関するパンフレットを持参する、
と言いました。

　キャシーは、自分がもっと多く食べてもいい食べ物と減らすことになる
食べ物の計画を立てたい、と言いました。
「健康な食事の開始日」が、同意されました。

　彼らは、キャシーが毎週、日曜日の晩にお風呂場の体重計で体重を量り、
減量日記をつけることに賛成しました。

　キャシーと一緒に取り組んでいた看護師は、自分が週に２回キャシーに
電話をする、と言いました。キャシーが、どのようにダイエットをこなし
ているかを確認するだけ、ということでした。

　あなたは、自分の目標に到達しましたか？

　３カ月後、キャシーは、健康な食事計画を作り出すのに成功し、健康な
食事の開始日を設定しました。キャシーは、何とか自分の食事を変えよう
としましたが、３カ月間の間に、ポテトチップスなど高カロリーのジャン
クフードをめちゃ食いし、２回「挫折」しました。彼女は、毎週自分の体
重を量り、日記をつけました。３カ月後、彼女は 2kg 体重が減りました。
キャシーは、電話をした際に看護師から得た建設的なフィードバックを特

に大切に思いました。「私の看護師は、いつも建設的でいてくれました。私が挫折したときでさえ、です。そのおかげで私は、続けてこられたのです」。

演習 9 は、問題解決のテンプレートです。あなた自身で記入してもいいですし、ご家族の誰かの助けを借りても結構です。あるいは、あなたと取り組んでいるヘルスケアの専門家と一緒に行ってもいいでしょう。

演習 9
問題解決

問題は、何ですか？

目標は、何ですか？

この目標に到達するためには、どのような方法（複数）がありますか？

この目標に到達するための各方法について、それぞれの良い点と悪い点は何ですか？

この目標に到達するために私にとって一番良い方法は何ですか？

この目標に到達する妨げとなる恐れがある障害は何ですか？

あなたの目標を到達するための行動計画に含める必要のあることは何ですか？

あなたは、自分の目標に到達しましたか？

主要なメッセージ

　抗精神病薬はすべて副作用を引き起こします。どのような副作用が起ころうとも、それについてできることがあります。黙って耐えてはいけません——医師や看護師に相談してください。

事前に薬物療法について選択をする

　さまざまな理由で、人のメンタルヘルス症状は悪化する可能性があります。そして人は、それを対処し難く感じます。多くの場合、こうしたメンタルヘルスの危機が生じたときには専門家がそれに対処する必要があります。メンタルヘルスの問題を抱える多くの人たちは、危機が生じたときの自分の扱われ方に満足していません。これは、彼らに代わり、介護者、あ

るいはメンタルヘルスの従事者によって選択がなされるからという場合が多いのです。たとえば、自分の気に入らない薬を自分の知らない医師から処方されることがあるのです。このようなことは避けることが可能です。あなたは、メンタルヘルスの危機が生じた場合に、どのようなことが起こってほしいのかについて選択できます。時おり、これは、「事前指示書」、あるいは「クライシスプラン」と呼ばれることがあります。演習10は、クライシスプランの例です。よろしければ参考にしてください。

演習 10
事前に薬の選択をする

　以下に示すのは、クライシスプランの一例です。みなさんが自分自身で記入してもよいですし、みなさんを担当しているメンタルヘルスの従事者と一緒に完成させてもよいでしょう。クライシスプランのコピーを精神科医、ご家族、およびメンタルヘルスの従事者に渡しておくと、役立つかもしれません。

名前：
住所：
日付：

1. 私は、精神の健康の危機に陥ると、たいてい次のように感じます……

2. 私が望む薬／治療法は、（薬の用量、その投与の仕方〔例. 錠剤／注射〕、服用の頻度について考えてください）……

3. 私が望ま「ない」薬／治療法（あるいは、薬の服用の方法、例、注射）は……

4. この理由は……

私が興奮したり、攻撃的になった場合、以下のようにして頂けると助かります。

私は、世話をしてくださっている人たちに、次のことを知っておいていただきたいです（食べたい物、あなたが抱えているかもしれない身体の健康の問題、宗教的慣習、たとえば、誰が猫に餌をやるか／請求書を支払うか）などの実際的な問題……

私は、次の人たちに連絡を取ってもらいたいです。

私は、次の人たちに私の子どもたち／扶養家族の世話をしてほしいです（当てはまる場合）……

署名：
日付：
立会者の署名
日付：

> **最終的な考え：薬物療法のしかるべき位置づけ**
>
> 　抗精神病薬は、あなたが自分の症状を管理し、精神病から回復するために重要です。とはいえ、それはケアと治療の一連の組み合わせの一部にすぎません。薬物療法以外に、心理的サポート、社会的ケア、さらには生涯にわたる教育とトレーニングが含まれることがあります。薬は、慎重に処方され、うまく管理されれば、あなたが自分の人生の目標を達成する邪魔をすることはないでしょう。抗精神病薬は、あなたがそれらの目標を達成する助けとなってくれるはずです。

文化的、宗教的側面

　ある文化圏においては、精神病の治療に薬は選択されません。悪魔払いの祈祷師か、地元のヒーラーに治療を受けます。薬物療法も含め、すべての選択肢を探索したあとに、文化的伝統にしたがうことにした、というのなら何ら悪いことはありません。また文化的伝統と薬物療法の両方を試してみるのもいいかもしれません。文化的伝統は、ずいぶんと昔に時代を遡りますが、薬物療法に対する調査も何年にもわたり広範囲にわたって行われてきました。

　英語があなたの母国語ではないという場合は、別の言語であなたの薬に関する情報を求めるとよいでしょう。これは、とても重要なことです。なぜならその薬が何に関するものであるのか理解して初めて、それを服用する必要を感じることができるからです。あなたも、薬の選択や、あなたの全体的な治療計画に参加する必要があります。必要があれば、あなたと同じ生育環境出身の専門家と話し合ってみてください。

要約

　本章は、興味深く、役に立つ章ですが、それでも全体を読むのはちょっと、という場合は、ここにあなたが考えるべき8つの重要なポイントがあ

ります。

1. 医療従事者に口頭で話すのは、難しい可能性があります。あなたが尋ねたいことを事前にメモなどに書き、明らかにして、あなたの質問に対する答えを確実に得るようにしてください。

2. 精神病は、影響の仕方が人によって違います。あなたが助けを必要としている標的目標は何であるかを自分自身で明らかにしてください。

3. 抗精神病薬にはさまざまなタイプがあります。他と比べてより効果的なものもあれば、さほど効果がないものもあります。

4. 抗精神病薬はいずれも副作用を引き起こす可能性があります。副作用が出た場合には、黙って耐えてはいけません——助けを求めてください。

5. 自分に最もぴったり合う抗精神病薬はどれか、選択する必要があります。

6. 薬を服用するのをやめると、精神病の症状がぶり返してくる可能性が高いでしょう。

7. 症状がぶり返したら、どの薬を希望するか、事前に計画を立ててください。

8. 抗精神病薬は、自分の人生の目標を達成するのを可能にしてくれるはずです。

第7章

なぜ私なの？　なぜ今なの？
認知的視点から脆弱性を理解する

Alison Brabban

概観

　本章の目的は、否定的な考え方（スキーマ）がいかに機能して精神病の
症状を持続させ、回復の妨げとなりうるかについて、読者の方々に理解し
ていただくことです。このようなスキーマを見きわめ、より肯定的な考え
方を見つけるためのテクニックを説明します。

章の内容

- ストレス脆弱性モデル
- 中核信念またはスキーマ
- 早期の出来事とスキーマの発達
- 認知のゆがみ
- 条件つき信念
- タイムライン：スキーマを決定する出来事を探る
- 否定的なスキーマを改善する

　声が聞こえたり、パラノイア的な気持ちになるといった精神病タイプの
経験をしたら、「どうしてこんなことが私に起こったのだろう？」、「どう
して今なのだろう？」と自分自身に問うのは、当然かもしれません。本書
全体を通して、多くの章で、なぜある人が精神病の症状を経験する可能性
があるのかを理解するためのひとつの方法として、ストレス脆弱性モデル
に言及してきました。このモデルを説明するために、さまざまな人々がさ

まざまな比喩を用いています。第8章でご紹介する、Sarah Wilcock も、そのなかの一人です。彼女は、このモデルを説明するために、噴きこぼれている鍋のお湯を例に用いています。この比喩では、ストレス脆弱性モデルの「ストレス」要素に強調が置かれています。もちろん、非常に大きなストレスを受けた人や、人生においてトラウマ的出来事に対処しなければならない人の誰もが精神病を経験するわけではありません。では、なぜ人によって精神病を経験する人とそうでない人がいるのでしょうか？

　実際のところ、この質問に対する答えを確実に把握している人は誰もいません。したがって、誰が精神病になり、誰はならないかを予測することは不可能です。しかし、人が精神病を経験する可能性を高める要因となりうる事柄があるということは、実際わかっています。それでは、再びストレス脆弱性モデルに戻り、このモデルの脆弱性という側面に焦点をあててみましょう。今回は、このモデルを説明するために水でいっぱいのバケツを用いて、考えていくことにします。

ストレス脆弱性モデル

　すべての人ではないにしても、たいていの人たちは、精神病症状を生じうるある程度の脆弱性をもっているようにみえます。脆弱性が非常に高い人もいる一方で、かかりやすさが最小限でしかない人もいます。バケツを思いうかべてください。脆弱性はバケツにたとえられます。極めて脆弱な人は、小さなバケツとして考えることができます。多くの水／ストレスに対処できないうちにバケツが溢れてしまうのです。一方、脆弱性が最小限の人たちは、非常に大きなバケツにたとえられます。大量の水／ストレスに対処するための大きな余裕があるのです。

　バケツのサイズは、言い換えると、脆弱性のレベルということになりますが、これは多くの異なる要因によって決定されます。遺伝子も一役を担います。つまり、血縁者に精神病症状か精神健康の問題を経験したことがある人がいる場合は、自分自身も問題を発症しやすい可能性がある程度あるということです。しかし遺伝子は、全体像のほんの一部にすぎません。遺伝子が、多くの他の要因と相互に作用し合って全体的な脆弱性を決定し

ます。私たちの子ども時代、私たちが住んでいたところ、私たちに起こったこと、これまでの人間関係、これらのすべてが一役を買う可能性があるのです。たとえば、いじめ、虐待、あるいは、（施設などに）預けられる、といった子ども時代のある種の不快な経験は、いずれも後の人生で精神病体験を発症させる可能性を高める恐れがあることがわかっています。また、社会的要因も一役を買います。都心部、もしくは家屋密集地域で育ったり、恵まれない境遇の少数民族の一員として育ったりといったことでさえ、人をより脆弱にする可能性があるようです（すなわち、それによりバケツがより小さくなるかもしれない、ということです）。これらのさまざまな生物学的、心理学的、および社会的要素が一緒になることで、私たちが最も対処し難いと感じるストレスのタイプを決めるだけでなく、ストレスがあまりにも大きくなったときに私たちに何が起こるかも決めるようになるのです。

　これまでの章で述べてきましたように、なぜ人々が精神病症状を経験するのかを説明するうえで、脆弱性のレベルというのは、単なる一要因にすぎません。ストレスも一役を買うようです。ストレス脆弱性モデルにおいて、ストレスはバケツに入れられる水にたとえられます。もし、たくさんの水がバケツに入れられたとしたら、言い換えると、人が相当大きな個人的ストレスを経験したら、バケツは溢れる可能性があります。これが、精神病の症状が生じるときです。脆弱性レベルの低い人たち（「大きなバケツ」にたとえられる人たち）は、脆弱性レベルの高い人たち（「小さなバケツ」にたとえられる人たち）よりも、大量のストレス（水）に対処することができるのです。ストレスは、さまざまな形を取ります。失業、人間関係の断絶、死別、暴行、財政的問題、住宅問題——挙げていったらキリがありません。時には、結婚したり、家を離れたり、休暇に出かけるといった、ワクワクするようなことも大きなストレスの原因となることがります。

　最後に、ある種のことが、多かれ少なかれ、バケツを溢れやすくすることがあります。これは、バケツの底の穴と類似していると考えることもできます。穴は、お風呂の栓の穴と同様です。栓の穴がふさがれておらず、水があまりにも速く注がれていなければ、お風呂が溢れることはないで

しょう。しかし栓がふさがれてしまうと、たとえゆっくりでも水道の蛇口から水が流れていると、いずれ水が溢れる可能性がはるかに高くなります。バケツの底に穴が空いていると、私たちの多くは、バケツが溢れることなく、またはストレスがあまりにも大きくなりすぎることなく、毎日のストレスと日常生活に対処できるようになります。残念なことに、物事には「穴をすっきりと通りやすくする」ものもある一方で、「穴をふさぐ」効果をもつものもあります。バケツの底の穴は、良い対処法と悪い対処法に相当するものです。おそらく穴をふさいでバケツが溢れる可能性を高める最も一般的なことは、睡眠不足でしょう。睡眠をかなり奪われると、たいていの人が精神病の症状を経験するでしょう。アンフェタミンや大麻といったある種の薬物も、「穴をふさぐ」効果をもちます。しかし、バケツが溢れる可能性を高めかねないものがあるのと同じく、穴を開け、私たちがストレスに対処するのに役立つように思われるものもあります。たとえば薬、問題を人に相談すること、リラクゼーション、感情を書き出すといったことは、役立つ可能性のある例です。

　ですから、ストレス／水が、人の対処能力／バケツのサイズを超えると、人は精神病の症状を経験する可能性があるのです。声が聞こえたり、物が見えたり、思考が滅裂になる、といった経験です。では、人によってこれらの症状が一時的なものではなく、長期にわたって続く場合があるのはどのように説明したらいいのでしょうか？　そうですね、ある人が非常に脆弱な場合、生活の一般的なストレスでもバケツを溢れさせ続けるのに十分、ということになってしまうでしょう。また、人は、いったん奇妙な精神病タイプの経験をし始めると、これらの経験それ自体が当の本人にとって多大なストレスを引き起こし、バケツを溢れ続けさせることにもなりかねません。しかし、十分にストレスを減らしたり、あるいはその人が自分の生活におけるストレスに対処できるよう援助する（バケツに穴を開ける）ことによって、バケツは溢れなくなり、精神病経験は縮小するか、さもなければ完全に消えてしまうでしょう。

中核信念またはスキーマ

　ストレス脆弱性モデルは、生物学的、社会的、および心理学的要因のすべてが、精神的健康問題を引き起こすうえで、役割を担っているということを理解するための簡単で有益なモデルです。これは、その問題が精神病であるかどうかに関わらず、です。というのも、人によっては過剰なストレスが、精神病経験というよりも、むしろ不安やうつ病を生じさせることがあるからです。これは、すべてあなたの「構造（make-up）」によって決定されます。つまり、あなたのバケツの大きさと形、および底の穴を作り出している生物学的、心理学的、および社会学的要因です。しかし私たちは、ストレス脆弱性モデルをもっと深いレベルまで理解することで、なぜ自分の子ども時代の出来事が原因で、後の人生におけるある種の出来事に対してより敏感になったり、脆弱になったりする可能性があるのかを的確に理解することができます。

　ある特定の出来事が、他の出来事よりも、自分を不安にさせることに気づいたことがありますか？　オートバイに乗って飛ばすのは平気なのに、知らない人でいっぱいの部屋のなかへ歩いて入っていくのは恐ろしい、という人もいるかもしれません。あるいは、人でいっぱいの部屋のような社会的な状況は何ら問題ないけれども、試験を受けたり、何らかの形でテストされなければならないとなるとパニックになってしまう、という人もいるかもしれません。私たちのほとんどは、生活のなかで、他と比べてより扱いづらいと感じる特定の領域をもっているものです。これらの領域を前にすると、そのことで心配になることがあります。あるいは、高まったストレスに対処しなくてもいいよう、それらの領域の一切を避けることを選択するかもしれません。Aaron T. Beck によって提唱された認知療法モデルは、なぜこのようなことになるのかを理解するのに役立ついくつかの手がかりを提供してくれます。

　このモデルは、私たちの自分自身と世界に対する考え方は、私たちが自分自身や他者について抱いているある種の「中核信念」によって彩色されている、と提唱します。Beck は、これらの中核信念を「スキーマ」と呼びました。中核信念、すなわちスキーマは、認知モデルの重要な要素とみ

なされます。なぜなら自分自身や世界に対する見方を彩色したり、歪めたりする可能性があるからです。では、私たちのスキーマはいったいどこから来るのでしょうか？　スキーマは、基本的に自分の人生の意味を理解しようとする試みの結果です。生まれたときから、私たちは日々新しい状況に直面し、その状況の意味を理解しようと試みるのです。物事がどう作用するかを理解し、予測できることは、人間の生活の必要な側面です。赤ん坊は、数え切れない「実験」を通して、自らの行動が自分の周囲の他者や環境にどのような影響を与えるかを学びます。そうして今度は、自分の行動が変化をひきおこすという認識をもって、意図的に行動をとれるようになっていくのです。例として、赤ん坊は、腕の届く限り食べ物のボウルを押すと、テーブルの端からボウルが落ちて消えてしまうことを学ぶかもしれません。あるいはおもちゃのウサギをギュッと握ると、ウサギがキーキー鳴くことを学ぶといったこともあるでしょう。子どもが大きくなるにつれて、彼らの理解レベルはより洗練されていきます。

早期の出来事とスキーマの発達

　自分の周りの世界を理解することは、生き延びるための基本的な戦略です。良い経験と否定的な経験の両方を通して、私たちは何が安全であり、何が危険で避けるべきかを学びます。火のなかに手を入れることは危険であり、避けるべきです。それに対して、おばあちゃんににっこりとほほ笑みかけると、その結果としてギュッと愛情たっぷりに抱き締めてもらえます。このような学習と理解に助けられ、私たちは、物事がどのように作用し、他者が私たちに対しておそらくどのように反応しそうかを予測できるようになります。私たちが日々の生活の挑戦に対処し、自分の行動の仕方を形作るのにこれらの学習や理解が役立つのです。まったく新しい経験や、予測されたパターンに従わない出来事に直面したとき、私たちは場違いな感じがしたり不安な気持ちに駆られます。スキーマというのは、私たちが子ども時代の経験から発達させた、自分自身や他者、および世界についての中核信念です。それらに導かれ、私たちは、自分が直面するさまざまな状況で起こるであろうことを予測します。したがって、子どもの頃にとて

も大事にされ、愛情たっぷりに育てられたとしたら、その人はおそらく健康なレベルの自己評価をもつようになる可能性が高いでしょう。その人の自分自身についての中核信念は、「私は、今のままで十分に良い」というものかもしれません。そして他者については、「他の人たちは優しく、思いやりがある」という中核信念をもつようになっているでしょう。結果として、その人は、自信をもって状況に向かい、他者が自分を敬意をもってあつかってくれると予測するでしょう。一方、子どものときに常に同級生らからいじめられ、家族からは、おまえは「何の取り柄もないでくのぼうだ」と言われ続けたとしたら、その人は自分の人生をより否定的に理解してしまう可能性が高いでしょう。その人の中核信念は、「私は、愛されない」というものになってしまうかもしれません。また、「他の人たちは、意地悪で、私を拒絶する」と考えるようになってしまうかもしれません。最初の例の人物と異なり、この人物は、他者に対して警戒し、社会的状況でかなり不安に駆られるようになる可能性がより高いでしょう。

人が直面した行動のタイプと、それにより発達させるであろう
中核信念の例

ひっきりなしの批判　　　　＝「私にはどこか良くないところがある」
過保護　　　　　　　　　　＝「私は、傷つき易い、守ってもらう必要がある」
愛も愛情も示されない　　　＝「私は、決して十分な愛情を得られない」
甘やかされる　　　　　　　＝「私には、自分のほしいものを何でも与えられ
　　　　　　　　　　　　　　　る権利がある」

　私たちは、自分自身の経験から学ぶのはもちろんですが、周りの人たちの価値観、信念、および意見もしばしば自分に取り入れます。たとえば、子ども時代に宗教が重要な役割を担ったとすると、あなたの信念は、耳にし共に生きてきた宗教的教えによって影響されるでしょう。それぞれ異なる文化的集団は、たとえば労働者階級であるか中流階級か、南部の人か北部の人か、インド人かアフリカ人か、保守党員か社会党員か、ユダヤ人かイスラム教徒か、野蛮人かヒッピーか、60年代の子どもたちか90年代の子どもたちであるかによって、それぞれの価値観と中核信念をもっているでしょう。個人的な中核信念は、したがって、自分が育ち、同一化してい

> **子ども時代の出来事**
> 　（文化的規範、重要な人間関係、ポジティブな経験、幼少期の不運な出来事などを含めて）
>
>
>
> 次のような、自分自身、他の人たち、および世界についての中核信念につながります。
> 「私は……」
> 「他の人たちは……」
> 「世界は……」

る文化的集団によって影響を受けるでしょう。

　中核信念により私たちは、世界を理解し、何が起ころうとしているのかを予測できる気になれます。そういう意味で中核信念は役立ちます。しかし残念ながら、中核信念は問題を招く恐れもあります。中核信念が発達することで、日々の生活の理解する仕方を歪めてしまう可能性があるのです。

　毎日私たちは、数々の曖昧な状況に直面します。いったい何が起こっているのかを理解するという点では、完全に明確とはいえない状況です。そのため私たちは、何とかこれらの意味を理解しようとするでしょう。自分が適任であると実感する仕事を必ずしも与えられないかもしれないし、出かけているときに、誰かが私たちのことを変な感じで見ているかもしれません。近所の知りあいが、通りですれ違ったときに、あなたに気づかないということもあるでしょう。これらの状況やこれによく似た状況のそれぞれで、私たちは、なぜこのようなことが起こったのかを理解しようと試みます。残念ながら、私たちの中核信念が邪魔立てするのはこのような状況なのです。私たちは、何が起こっていたのかを理解しようと試みるとき、自分自身や他の人たち、および私たちを助けてくれる世界について自分が理解していることを利用します——そして、これが私たちの意識を一方に偏らせてしまう可能性があるのです。

　通りで近所の人が私たちに気がつかなかったという先の例を考えてみましょう。このようなことが起こったとすれば、それには多くの異なる理由

が存在します。その人は、私たちのことが見えなかったのかもしれません。何か心に思うことがたくさんあって、気がそぞろだった可能性もあるでしょう。その人は、ご主人と大げんかしたので他の人には話しかけたくなかったのかもしれません。あるいは、私たちとはもう関わり合いたくないと心に決めたのかもしれません。挙げていったらきりがありません。にもかかわらず、先に述べましたように、私たちは皆自分の世界を何とか理解したいと思うものです。そうしておそらく、なぜ近所の方が今日、私たちに気がつかなかったのか、その理由を明らかにしようとするでしょう。私たちのスキーマが役割を担うのは、このような場合です。私たちは、現在の状況をそれ以前の経験に照らし合わせて理解しようとしがちです。したがって2人の人物（たとえば、ピーターとポールとしましょう）がまったく同じ状況に直面したとしても、2人は異なる解釈を打ち出すかもしれません。もしピーターが、人というのは信頼できず、拒絶的であるという経験をしていたとしたら、彼は、自分の近所の人も信頼できず、拒絶的であり、自分とはもう一切関わりたくないと思っているだろうと決めつけてしまう可能性がずっと高いでしょう。一方ポールは、いつもとても人気があって、拒絶という否定的な経験を一度もしたことがなかったかもしれません。そうすると彼は、その近所の人が明らかに別のことを考えていたか、あるいは彼のことが目に入らなかったのであり、これは個人的に彼を侮辱しようとしたのではないとおそらく考えるでしょう。

認知のゆがみ

　自分の人生を理解するというプロセスについてわかっていることは、私たちは誰でも判断が偏っているということです。私たちは時おり、スキーマあるいは中核信念に導かれ、入手可能な情報を歪めてしまうことがあります。私たちは、状況の、自分の信念にぴったり合う側面により注目し、自分が信じることと一致しない些細な点は割り引いて考えがちです。しかし、時おり私たちは、自分の中核信念と一致しない山ほどの根拠に直面することがあります。このようなことが起こったとき、「わからない」という状態は、私たちを不快にさせる可能性があります。先のピーターの例を

考えてみましょう。彼は、他の人たちについて良くない経験をしてきました。彼の信念は、「人は、不親切で、信頼するべきでない」というものです。もし彼が、親切で、心底心配してくれていそうな人に直面したら、彼にとってこの新しい行動を自分の中核信念システムにぴったりと当てはめることは難しいでしょう。彼は、この人物のいかにもといった優しさをどのように理解したらいいのかまったくわからないでしょう。なぜなら、結局のところ彼の信念は、「人は不親切である」というものだからです。

　現在の生活と、中核信念を形成した過去の出来事との間にミスマッチが存在する状況に直面したとき、私たちにはこのような状況がもたらす、わからないという不快感を減らすための2つの選択肢が開かれています。ひとつは、その新しい状況にぴったり合うよう自分の中核信念を変えることです。あるいは、現在の状況に対する知覚の仕方を歪め、自分の信念と一致するようにしてしまうこともできるでしょう。ピーターの場合では、もし彼が自分の中核信念またはスキーマを変えたならば、それは「人びとは*概して*不親切であり、信頼できない」から、「なかには、不親切で信頼できない*人もいる*」と変わったかもしれません。あるいは、もし彼が第2の選択肢をとるとすると、彼は、自分が観察したことに対する知覚の仕方を歪めることによって、その不快さを減らすことができるでしょう。非常に親切な人と出会ったことの意義を、「確かにあの人は心優しい人だった、でもあんな人は100万人にひとりだ」と考えることによって、最小限に縮めてしまうこともできるでしょうし、「あんなのは、純粋な優しさではなかった」と結論することによって、他人の行動の価値を割り引いて考えることも可能なのです。このように歪めてとらえることによって、中核信念をそのままに保ち、あたかも自分や世界の事情に精通しているかのような気持ちになることができます。そして、それによってわからないという不快さを減らすことができるのです。

　認知療法家は、中核信念が挑戦されないようにするさまざまなタイプの「認知のゆがみ」を認識しています。そのうちのいくつかを、表7.1に挙げました。

　これまで私は、子ども時代の出来事がいかに私たちを特定の仕方で自分や他者を理解するよう導くかについてお話ししてきました。これらの中核

第 7 章 なぜ私なの？ なぜ今なの？ 認知的視点から脆弱性を理解する 187

表 7.1 認知のゆがみの例

白黒思考	物事は、全か無かとして考えられる。例）完璧でないと、それは完全な時間の無駄だったということになる。
過度の一般化	出来事の重大さを誇張してとらえる。例）授業を 1 回うまくできなかった教師が、自分は役立たずの教師であり、自分の選択した職業を諦めるべきであると結論してしまう。
心のフィルター	大きな状況のなかで、他のすべてを犠牲にして、1 つの小さな側面に焦点をおいて考える。例）ある人が他の 9 つの成績は抜群に良かったにもかかわらず、1 つの悪い成績に焦点を当てること。
結論への飛躍	すべての事実を考慮せずに、何が起こっているかを決めてしまう。例）友人が電話をすると言っておきながらしてこなかったとき、他にもたくさんの説明の可能性があるにもかかわらず、「彼女は、私のことなど嫌いなんだ」と解釈してしまう。
感情的決めつけ	事実というより、感情に基づいて物事を推論してしまう。例）「人々が私をやっつけようとしているような気がする、だからそれは真実にちがいない。」

　信念は、私たちがそれによって自分の世界をとらえる眼鏡となります。もし私たちが、とりわけ素晴らしく、安全な子ども時代を送ったならば、これらの眼鏡はバラ色のものとなり、実際以上に物事を素晴らしいものととらえるようになるでしょう。しかしこれらの眼鏡は、不幸な出来事や苦悩によってどんよりと曇ることもありえます。私たちが世界の出来事を理解するのを助けるうえで、中核信念は重要な役割を担うように思われます。それらはまた、私たちがどのように行動するかを決めるうえでも重要な役割を担うのです。

条件つき信念

　人間として、私たちは何か問題があると信じると、何らかの方法でこれを修正しようとする傾向があります。したがって、もし父親がいつもあなたに、おまえは何の取り柄もない役立たずであるとばかり言っているとしたら、あなたは自分は不十分な人間だと結論してしまいます（あなたのス

キーマ）。そしてあなたは、自分を十分な人間にしてくれることを何かしようと決心します。もし父親が成功した実業家であるとすると、あなたは、自分も一生懸命働き、成功したら、「十分な」ステータスに到達できるかもしれない、と考えるかもしれません。人はしばしば、ある種の「生きるためのルール」を発展させることがわかっています。それらは、自分が思っている欠点を克服、もしくは補ってくれるルールであり、認知療法家が、「条件づけられた信念」、あるいは「仮定」と呼ぶものです。それらは、上の例のように、「もし……ならば、そのときは……」と表現される傾向があります。これらの条件つき信念は、物事をより良くするために、ある方法もしくはある種の行動様式で振る舞うよう、しばしば私たちを駆り立てます。

　例えば、ジェニーの生活は、8歳のとき、家族が英国の南部から北部へ引っ越したときから困難になりました。彼女は、新しい学校へ通い始め、馴染むのに苦労しました。誰もが彼女や彼女の「上流階級の南部アクセント」を馬鹿にしているように感じられたのです。さらに悪いことに、その頃から歯に矯正器具をつけ始めたのです。これが同級生らに、彼女をからかい、生活を相当に惨めなものにするためのさらなる攻撃手段を与えてしまうことになったのです。このような状態が数カ月間続き、彼女は「私には何か良くないところがある、私は、うまく馴染めない」と信じ始めました（中核信念、またはスキーマ）。もっと人に好かれるようにと彼女はある計画を編み出しました。常に誰をも喜ばせ、決して誰のことも怒らせないようにしようとしたのです。もし誰かを何らかの方法で助けることができれば、たとえそのためにとりわけ楽しくないことをすることになったとしても、彼女はしたものでした。彼女は、「もし私が人を喜ばせようとしたら、そうすれば皆も私を受け入れてくれるかもしれない」という条件つきの信念を発展させたのです。ジェニーにとっての良い知らせは、これが彼女にとってうまく作用するように思われたことでした。人々が実際、彼女に周りにいてほしいと思うようになったのです。彼女はいつも「ニコニコして幸せそう」に見えるとコメントする人もいました。しかし、残念なことにジェニーは、内心、常にこのように感じていたわけではありませんでした。彼女は、ますます自分がいいように利用されているように感じ始

めましたが、怒りやイライラを表していいとは決して思いませんでした。彼女は、もし自分が常に他の人を喜ばせなかったら、他の人は再び彼女を拒絶するのではないかと心配だったのです。ジェニーにとっての問題とは、自尊心が非常に低いということでした。彼女は、人々がありのままの自分のことを好いてくれると本当は信じていなかったのです。彼女は、常に愉快で、幸せでなくてはなりませんでした。たとえ怒りや悲しみを感じていたとしてもです。さもなければ周りの人は、彼女に側にいて欲しいと望んでくれなくなってしまうだろうからです。もうひとつの問題点は、もし誰かが彼女のことを好きでないと分かると、好きになってもらえるように、一層一生懸命になるということです。このようなとき彼女は、どのような反応が返ってこようとも、さらに優しくするか、より一層人に尽くすようになったものでした。時おり彼女は、周りの人が自分の優しさにつけこんでいると感じることがありました。しかし、自分の言いたいことをはっきりと言うことなどできないと感じたのです。したがって、ジェニーの条件つき信念は、今では何人か友だちができたという点では、ある程度役に立ちましたが、ありのままの自分として受け入れてもらえているわけではないと感じていましたし、他人が彼女をいいように利用していることに気づいていたということを考えると、それには不利益な点もあったのです。概して、ジェニーの中核信念と条件つき信念は、人間関係や社会的状況をめぐって彼女をより一層不安にさせました。どのような拒絶や状況であれ、子ども時代の経験と共鳴するものは、彼女に激しい打撃を与えたのです。彼女は、常に自分自身を責め、自分は「不十分だ」という中核信念を引き出すきっかけを作っていたのです。

　ストレス脆弱性モデルに話を戻します。子ども時代の経験、そしてそれらがいかに自分自身や世界や他者についての信念を形成したかが、一人ひとりの脆弱性を決定したと考えられます。子どものときにいじめられたり、不当に苦しめられた人たちは、後の人生においてこれらの早期の経験の一部の要素を反映する出来事に直面すると、同じ経験をしてきていない他の人たちと比べて、より大きなストレスを感じるかもしれません。同様に、小さな女の子が「過保護」にされ、自分は、「世話をされる必要がある」と信じ始めたとすると、彼女にとって、後の人生で一人っきりになったと

き、それはとりわけ対処し難い状況となるでしょう。バケツの比喩に戻って考えるなら、バケツは（個人的な脆弱性は）、生物学的構造によってだけでなく、早期の経験や中核信念によっても形成されているといえます。子ども時代の経験とその結果生じるスキーマは、その後の人生でどのような出来事に大きなストレスを感じるかを決めるのです。それらは、心のアキレス腱として考えることができるでしょう。

　認知療法家は、不健康なスキーマを変えられるようクライアントを援助することはできますが、この方法を説明することは本書の域を超えるのでできません。しかし、人生早期のどの出来事が、脆弱性を生み出す一因となった可能性があるかを理解することは役に立ちます。これらの出来事は、自分自身や世界や他者についての中核信念が何なのかについてのヒントを与えてくれるかもしれません。

タイムライン：スキーマを決定する出来事を探る

　タイムラインは、第1章で紹介したように、何が精神病エピソードの引き金となるのかを振り返るのに役立ちます。あなた自身の心理学的脆弱性を導いた出来事を明らかにするために、もう一度タイムラインを行ってみてください。ただし、今回は、さらに広げて誕生から現在までを記入してください。人生における主な出来事で、心にぱっと浮かんでくることをすべて加えます。これらのなかには、別の学校へ行き始めたことや、親しい人との死別や喪失、引っ越し、あるいは家族との休日やスポーツでの達成といった、特に際立って楽しかったときや忘れられないほど不幸だったときが含まれます。最初はあまり多くを思い出せなかったとしても、心配しないでください。思い出せることを書き、後でもう一度あなたのタイムラインに戻ってみて、心に浮かんだことを加えればいいのです。タイムラインが完成すると、それまでの人生でどれほど多くのことに対処してこなければならなかったかにしばしば驚きます。精神病の経験をした人の多くは、その人生において不公平なまでに多くのつらい思いをしてきています。タイムライン上にいくつかの出来事が並んだら、あなた自身の人生を振り返って考えることができるでしょう。よければある出来事が生じたことで、

あなたはどのような気持ちになったかについても考えてみてください。一例として、試験に失敗し、「私は、馬鹿だ」と信じてしまったかもしれません。いつも叩かれていたとすると、子ども心に「私のせいだ」と考えたかもしれません。人生における重大な出来事と人間関係を振り返ることは、あなた自身の個人的な心理学的脆弱性を構成するものは何かを考えるうえで役立つかもしれません。

否定的なスキーマを改善する

　精神病が発症する前の生活上の出来事を詳しく調べてみましょう。似たような問題があると、同じような感情が生じてきて、苦しい思いをしてきたということが分かるかもしれません。これまでの人生の中で、過去にきちんと取り組まずに来てしまった部分があることが明らかになり、その部分が今の問題の原因になっていることがわかっているならば、かかりつけの医師か、メンタルヘルスの専門家に専門のセラピストを紹介してもらいましょう。セラピストがこれらの問題を探求し、対処できるように援助してくれるでしょう。治療を受ける代わりに本を利用するのもいいでしょう。中核信念を同定し、それに対処するとともに、それらの信念が促す否定的な生活パターンを克服するうえで役立つ自助本があります（Jeffrey Young と Janet Klosko による書籍、参考文献参照）。否定的なスキーマを改善するためのひとつの簡単な方法は、過去からポジティブな記憶と感情を思い起こす練習をすることです。最初は、このようなことについて考えるのは難しいかもしれません。大半の時間を声やパラノイアについて考えていることで占めている可能性があるからです。精神病をもつ人たちは、自分の人生は失敗だったと信じてしまうことが時おりあります。このような否定的な姿勢に対する矯正手段としては、1日に1回、10分間、人生で、確かに成功した出来事をいくつか思い出すようにするといいかもしれません。例えば、学校でのフットボールやホッケーで勝利のゴールを決めたことや、親しい友人関係の例、あるいは勉強がうまくいっていた時期などです。これまでの人生から明らかに成功した経験を3つ、以下に書き記してください。また、そのときにあなたがどのように感じたかも書いてください。

1.

2.

3.

　これらの記憶を本当にありありと思い出し、その心地よい達成感に触れる練習をします。この練習をすることで、失敗をめぐってあなたがどのような否定的な姿勢を抱いていようとも、その姿勢は徐々にその威力を失っていくことでしょう。

参考文献

Young, J. E. & Klosko, J. S. (1998). *Reinventing your Life: How to Break Free from Negative Life Patterns*. USA: Penguin Putnam Inc.

第**8**章

認知的アプローチを用いた、介護者の自助支援

Sarah K. J. Wilcock

概観

　介護者は、対処力を高め、そして精神病を抱える家族や友人の回復に積極的に参与できるようになるために、いかに認知療法を活用することができるでしょうか。本章の目的は、その方法について読者の方々に理解していただくことです。

章の内容

- 介護者とはどのような人でしょうか？
- 介護者の役割
- 感情表出（EE）
- 症例研究
- ストレス
- ストレス・マネージメント
- 自助のための認知的アプローチ
- 文化的、宗教的側面
- 要約

　介護は、決して楽な役割ではありません。私は、父の死後、10代後半に、祖母の介護者としての役割を引き受けました。当初その役割とは、毎週土曜日に祖母を訪れることと、時おり食料やその他の雑貨を購入したり、お金を回収することでした。ところが、時が流れ、祖母の身体が弱っていくにつれ、私の義務はどんどん大きくなっていったのです。祖母の食料やそ

の他の物を購入することは、最初はそれほど大変な問題だとは思いません
でした。たとえ祖母が、注文して作ってもらわなければならない特定の食
べ物しか食べられなかったとしてもです。祖母は、ジャガイモの大きさに
も、非常にうるさかったです！　ところが、注文した食べ物を、週に3,
4回、お店から受け取り、その日のうちに祖母のもとへ届けなければなら
なくなりました。当時、私は、そのお店と祖母の家の両方からおよそ10
マイル離れたところで働いていたため週に3, 4回となってくるとプレッ
シャーを感じ始めました。そういう日は、お昼休みに職場を離れ、地元の
町まで車を走らせ、車を駐車して、大急ぎで店から品物を受け取り、食料
品その他を祖母の家に下ろすと、また仕事へ慌てて戻ったものでした。私
は、大学へ行くようになるまでの2年間、この日課を続けました。大学は、
職場よりもさらにずっと遠く離れていましたし、大学の教育課程と、それ
に伴うクラス分けの性質上、以前よりもずっと自由が利かなくなってきま
した。全日制で勉強する一方で、私はアルバイトも続けていました（週に
22時間）。心底プレッシャーに晒され、自分の責任にストレスを感じたの
はこの頃です。それからの3年間、私は、祖母の食料品の購入を中心に、
自分の時間、勉強、仕事を何とかやりくりしました。親しい友人や私の
パートナーにも援助を求めました。この時期全体を通じて、私は、自分自
身のなかの感情や、自分の周りで起こっていること、たとえば、人間関係
や、仕事、および私の勉強のための学科の研究といったことに左右されな
がら、さまざまな感情を経験しました。

　私は、ただ品物をもって祖母の家に駆け込み、すぐにまた駆け出してき
たことが何度もあったことを思い出します。それが祖母にどのような思い
をさせているかということなど気づきもしませんでした。孫である私の重
荷になっているという祖母の気持ちなど考えもしなかったのです。ある日、
時間に余裕があり少し長く滞在し、祖母に話しかけました。そのとき祖母
は、私に、なぜ話をしようとしているのかと尋ねました。その結果、私は、
ひどく罪悪感に駆られることになりました。その他に私が経験した感情は、
自分の環境に対する完全な欲求不満と苦悩、および時おり、いったいどう
やりくりしたらいいのかわからず対処できないことの結果として感じた祖
母に対する憤りでした。また、祖母が「食べ物、食べ物、食べ物──私は、

いったいどうしたらいいの？」というメッセージを私の留守番電話に残した日もあったことを、思い出します。私の反応はというと、激しい憤りと怒りでした。私は、もはや限界に達していました。留守番電話を手に取ると、それを玄関に投げつけました。そしてその後、しばらくの間、泣いていました。介護の役割をめぐる私の経験は、深刻な精神病に苦しむ個人を介護する苦悩によるものでないことはわかっていますが、それでも、実際に責任を負う経験をしてみて、関わってくるプレッシャーやストレスに目からうろこが落ちる思いでした。また、引き起こされる一連の否定的な気持ちや感情の結果としてのストレスもあり、それは明らかに私や私の生活に影響を与えました。私の役割は、祖母が91歳という大往生でこの世を去るまで続きました。振り返ってみて驚くのですが、私は、こんなにも長い年月、社会的サービスから一切のサポートを受けずに、自分のやれる限り何とか対処してきたのです。私は、自分にどのようなサービスが利用可能なのか、自覚していませんでしたが、そのようなサービスに連絡を取ってみることには乗り気ではありませんでした。祖母が自分のやり方を断固として譲らなかったからです。また私は、年齢ゆえに介護者として認められてはおらず、家族のなかで孫娘のとるべき役割をこなしているだけとみなされていました。

　このときから、私は、自分の周りの人たちが同様の困難を経験するのをじっと観察してきました。たとえば、母は、継父の介護をしていますが、母もまた限られたサポートしか受けていません。私は、自分のできる限り母をサポートしています。しかし今、私は、実際的なサポートよりも、役割をこなすなかで母の精神的健康のニーズに焦点を置くようになっています。彼女が自分自身を助けられるよう援助しようと考えているのです。

介護者とはどのような人でしょうか？

　正確にいってどのような人たちが介護者と言えるのかについては、しばしば誤解があります。「介護者」というのは、介護の役割を引き受けてお金を支払われている人や介護の分野のボランティアだけをさしているのではありません。病気に苦しんでいる人にとって頼りになる、あるいは支援

的な関係者や献身的な個人も含まれます。若いか年を取っているかに関わらず介護者として認められますし、家族のどの人も介護者となりえます。例えば、母親でも父親でも、息子でも娘でも、きょうだいでも、孫でも、または友人や、近所の人でさえ、介護者になりうるのです。定期的に実質的なケアを提供している人なら、単純に誰でも介護者なのです[5,12]。

　2001年度国勢調査のあと、政府は、英国におよそ680万人の介護者が存在することを認めました。さらなるモニター調査から、これらのうち150万人が、精神病を病んでいる個人の介護者であることが浮き彫りになりました[6]。介護者は、重要な役割を占め、患者、すなわち「サービスユーザー」に、しばしば長期にわたって個人的な支援を提供します。しかし彼らは、自分がどれほどの責任を負い、どれほど深くかかわっているか、自覚していることはめったにありません。この役割の性質、あるいは責任は、介護者とサービスユーザーの両方にとって、非常に多岐におよぶ良質な経験と否定的な経験をもたらします。したがって、仮に「介護の負担」とか「対処の大変さ」といった言葉を耳にしたとしても、驚いたり、気分を害したりすべきではありません。介護者の役割にいったん落ち着いてから、人は、こうした責任が自分自身とサービスユーザーに、心身両面にわたって与える影響を自覚し始めるのかもしれません。さらに人は、このようなサポートに対して、サービスユーザーがいかに反応や、機能や自立のレベルが改善もしくは悪化の方向へいかに変化しうるかを観察し始めます。そして今度は、このようなサポートの結果が、現在と将来にわたる介護者の役割と責任に大きな影響を与える可能性があるのです。

　介護者の役割は、これまでも常に明らかであり、評価されてきましたが、法令の観点からは必ずしもそうではありませんでした。それでも最近では、その役割が支援事業施設や政府によって徐々に承認され、その価値を認められるようになってきています。今では政府も、最近の政府の計画や戦略のなかでこれを認めるようになりました。これが明白になったのは、介護者の承認とサービスに関する95年法：Carers（Recognition and Services）Act 1995の成立後です。結果としてこの法令は、介護者が自らのニーズに基づき社会的サービスに評価を求める権利を与えたのです[10]。その後、さらなる発展は、精神保健に関するナショナル・サービス・フレーム

ワーク（Mental Health National Service Framework）[10] において明らか
になりました。このフレームワークは、精神保健サービスを現代化するな
かで、メンタルヘルスと治療を促進することをめざして基準を設定し、さ
らにこれらのサービスの分配をサポートするための支えとなるプログラム
を設置しました。フレームワークには、特に介護者に対する基準が組み込
まれました。これは、健康と社会に関するサービスが、重篤な精神病をも
つ個人に支援を提供する介護者のニーズをきちんと評価するよう、確実に
することを意図したものでした。というのも精神病の領域では、それまで
サービスがうまくいかないことが時おりあったからです。これ以来、さら
なる承認が進みつつあることは明らかです。

　より一層前向きに、（英国）保健医療省は、「精神障害者の家族および介
護者に対するサービスの発展（Developing Services for Cares and Fami-
lies of People with Mental Illness)」と呼ばれる文書を発表しました。こ
れは、地方の精神保健サービスに向けて出されたもので、介護者が利用可
能な資源やサービスにアクセスすることができることを目指しています[5]。
イギリス全土にわたり、サポートシステムは、アプローチや質がさまざま
に異なっている可能性はあっても、その存在が義務づけられています。介
護者は、地方と国家の両方から、多数の法定組織や任意組織を通して、豊
富な情報を入手することが可能です。これらの組織は、介護者の権利や必
要なその他の領域についてアドバイスをすることができます。

　Carers' and Children's Act 2000 のもとで、介護者は、たとえ介護され
る人が、評価を受けてこなかったり、またはそれを拒否しているとしても、
介護者として評価をしてもらう資格を得ます。この評価により、介護者は、
自身の権利として、支援を受けることができるようになるのです[12]。保
健医療のさまざまな領域のなかで、評価を実施する責任は、たとえば、
ソーシャルワーカー、看護師、サービスアドバイザー、といったように、
分野間でそれぞれ異なっている可能性があります。これらの専門家は、い
ずれも、自身が介護者として役割の範囲内において適任であるか、そのサ
ポートはどうあるべきか、そしてそれは誰によって提供されるべきかを判
断できなくてはなりません。

介護者の役割

　介護者の役割には、多くの仕事や責任が含まれるといっていいかもしれません。これは、サービスユーザーの個人的ニーズや介護者の能力と限界に左右されます。このような理由から、こういうものとしてはっきり記述することはできませんが、表8.1を見ていただければ、精神保健において一般的にどのような責任が認められ、多くの介護者によって日々引き受けられているかおわかりになるでしょう。とはいえ、リストはさまざまに変化していますし、挙げて行けばキリがありません！　介護者は、エネルギッシュで、思いやりをもっているだけでなく、「何でも屋」でもある必要があるのです。介護者がどれほどの時間とサポートを提供するかにより、今度は、それが介護者とサービスユーザーとの関係に影響を与えます。したがって、介護者は皆、自分が介護する人がどのような精神病を患っているのか、関連の情報を求めることが重要です。その個人がいったいどのような経験をしているのか、関連した症状や行動、その後どのような経過をたどって回復していくのかについて理解することは、精神病に関するいかなる誤解をも軽減する助けになります。またそれにより、患者さんとサポートするサービスの両方に好ましくない要求がなされずにすみます。情報収集は、不可欠な仕事でもあります。というのも、重篤な精神病の患者さんを介護することは、時おり非常にストレスフルで、挑戦的でありうるからです。みなさんの現在の知識と理解をより高めるために、声（第4章）、パラノイアと異常な信念（第3章）、および特に、陰性症状（第5章）についてご紹介している本書の関連の章を是非読んでください。今後どのような行動を取るかに影響を与えることができるのは、精神病に関する介護者の知識なのです。これは、彼らがサービスユーザーに提供するサポート、アプローチの仕方や関与の程度、およびサービスユーザーを支援するいろいろな機関と一緒にどれほど効果的に取り組むか、ということに直接、関係します。最も重要なのは、介護者自身の健康を維持することであるのを忘れないことです。それこそが、回復の道のりでサービスユーザーを助けることになるのです。

表 8.1 精神保健において介護者に請け負われている、
　　　 一般的に認められている責任

- 服薬のモニタリング
- 精神健康のモニタリング
- 人との接触
- あらゆる活動の促進
- タクシー
- 家事
- 家計管理
- 洗濯
- 食事作り
- 身体衛生の促進
- 着替えの補助
- 買い物

感情表出

　回復への道のりは、必ずしも平たんなわけではありません。それは、サービスユーザーにとってだけではなく、介護者にとっても同様です。したがって、介護者は、患者さんの治療において現在用いられている実践とテクニックの形成に大きな影響を与えたさまざまな情報について認識しておくとよいでしょう。1950 年代以降に行われた調査から、患者さんの生活環境が、彼らの精神健康の安定や社会的機能のレベル、および回復の見込みに大いに影響を及ぼしうることが、明らかになりました。これは当初、ロンドンのメディカル・リサーチ・カウンシルの社会精神医学部門出身の George Brown という医療社会学者によって認められました。彼は、（当時）古くて大きな精神病院を退院して家族の家へ戻った患者さんら（統合失調症と診断された）が、独立して住むか、あるいは宿泊設備のある環境で暮らすようになった人たちと比べて回復が進まず、地域にもそれほど長くとどまっていられなかったことに気づきました[2, 3]。家族それ自体が、統合失調症を引き起こす原因でないことは明らかです。そこで、家庭環境のなかで再発を引き起こす可能性がある原因を究明するための調査が開始されました。着手された調査は、再発を起こした患者さんのいた環境、患者さんの身近な環境内にいる人々、および患者さんの再発の引き金となっ

た彼らの行動、態度、反応を明らかにしました。必ずしも家族や特定の肉親によってだけでなく「誰であれ」、その患者さんの身近な環境内における誰かによって示される多くの感情が多様なやりとりの中から浮き彫りになりました。表出された感情のなかでも、そのとき患者さんに影響を与えていたものは、強烈で、ほとんどが否定的な性質を示す特定の範囲の感情表出でした。含まれるのは批判、敵意と過度の感情的巻き込まれでした。過度の感情的巻き込まれは、批判や敵意に比べると影響は小さいように思われました。これらの所見は、引き続き観察されました。患者さんが退院し、自宅へ戻ったとき、ある一定のフォローアップ期間内に再発を起こした人たちというのは、家庭環境において親戚その他からの感情表出（EE）レベルが低いなかへ帰宅した人たちではなく、むしろ高レベルの感情表出のある家庭環境へ帰宅した人たちであることが明らかになりました。さらなる調査から、再発に影響を与えたもうひとつの主要な要因が浮き彫りにされました。それは、患者さんの持続的な薬の使用でした。これは明白なことと思われますが、ここでもやはり、低EE環境内にあって薬を服用しなかった人たちは、同じく薬を服用せずに高EE環境内で暮らしていた人たちよりもより長期にわたって入院を免れていたことが明らかになったのです[1]。

　前述の調査をわかりやすく要約すると、上記の発見は、統合失調症の患者さんにとって、良い環境と人間関係がいかに重要であるかを強調しています。これらの発見からは、家族／介護者の行動、あるいはサービスユーザーの身近な環境内における否定的な性質をもつ行動が、精神病／統合失調症の患者さんにとって覚醒レベルを高めてしまう可能性があることがうかがえます[1,4]。この高められた覚醒は、ストレスの一形態として認識されます。嫌な一日を経て、イライラしたり、不幸な気持ちで帰宅する人の誰もがそうであるように、統合失調症や精神病をかかえ、知覚や注意、思考に困難を経験した患者さんは、今度は自分の感情／覚醒／ストレスのレベルがより一層高まるのを感じたり、それを自覚するようになる可能性があります[1]。要するに、ストレスが持続的に高レベルにあると、重篤な精神病と診断された個人にとって、それが再発の誘因となる可能性があるということです。

　関係性のバランスを適正に取ることは、容易ではありません。介護者は、

いろいろ理由はあるでしょうが、特定の患者さんを避けることがあります。たとえば、ある患者さんに対しては、どう反応していいかわからないから、という理由もあるでしょうし、一緒にやって行くのを困難に感じるから、ということもあるかもしれません。結果として、その介護者は、代わりに他の人たちのニーズに焦点を置くことがあります。こういう場合では、あっても低レベルのEEだったり、EEを一切示さない、ということになったりします。しかし、この結果そのクライアントは、何らかのサポートも関心も一切得られないということになりかねません。そしてそれが今度は、その患者さんの思考、気分、感情に有害な影響を与える恐れがあり、さらにはこれが彼らの気力や意欲に影響を与える可能性もあるのです。

　介護者は、また、サービスユーザーに生じる可能性のあるどのような問題に対しても解決しようと懸命に試みすぎてしまうこともあります。たとえば、サービスユーザーの身体の調子が良くないからといって医師のところへ彼らを連れていく、といってきかなかったり、サービスユーザーがあまり話をしないからといって（それが、統合失調症の陰性症状であることに気づかずに）、彼らに代わって話をするといって断固主張する、というようにです。サービスユーザーが介護者とは異なるように考え、感じていて、介護者の行動やコメントに賛成していない可能性は常にあります。しかし彼らは、良かれと思ってそう言ってくれている介護者に対してはっきりと口に出して自分の考えを言えるほど自信がないのです。感情的に過度の巻き込まれが示されると、高レベルのEEを招く結果となり、ユーザーと介護者間の人間関係の質や介護者に対するサービスユーザーの知覚の仕方に影響を及ぼします。たとえば、支配的である、恐ろしい、あるいは、弱い者いじめ、とさえ受け取られかねないのです。

あなた自身に問うべき質問

1. 先述の研究における介護者らが、Brownの発見に気づいていたら、彼らは、サービスユーザーの環境についてもっと自覚し、ユーザーに対してもっと別の行動や反応を示したかもしれない、とあなたは思いますか？

2. あなたの毎日の反応や会話が、あなたがケアする人を苦しめているの

ではないか、と考えたことがありますか？

3. あなたは、患者さんが暮らしている環境や、その周りの人たちの行動について考えたことがありますか？

4. あなたの回答を振り返り、以下のことについて考えてください。

   a. これらの状況、経験、あるいは会話は、今まで、否定的な、あるいは批判的な性質のものだったことがあるでしょうか？

   b. サービスユーザーに対して自分が批判的だったり、否定的だったりして、同様の反応をサービスユーザーからも受けたことは、ありますか？

5. 統合失調症について、およびその関連の症状、病的経験について理解する以前は、あなたがケアする人に対してまったく違う考えや反応をしたでしょうか？

上記の質問に回答するのに役立つよう、提供されたワークツール（表8.2参照）に記入してみてください。ワークツールのなかで問われている質問は、「非難の矛先を向ける」ことを意図したものではありません。これらは、ご両親／介護者によって用いられる一般的な言葉の表現として書き留められてきたものです。このような演習を行うのは、私たちの誰もが口にする一般的なコメントが、重篤な精神病に苦しむ個人にいかに影響を与える可能性があるかについて、あなたの自覚を喚起するためです。各コメント例の左の欄にチェックを入れてください。表をたどっていき、それらの同定された行動が重篤な精神病の患者さんによってどのように解釈されていた可能性があるかについて考えるために、あなたの行動についての自覚を高めてください。

症例研究

　以下の2つの症例研究は、さまざまなアプローチがEEと人間関係にいかに影響を与えうるかを具体的に示すための例です。これらを見ると、統合失調症の患者さんが、出来事をどのように解釈する可能性があり、その結果、いかに人間関係や機能レベル、精神健康に影響を与えたり、有害になることがあるかを示しています。これらの筋書きを読むと、いかにも悲

第8章 認知的アプローチを用いた、介護者の自助支援 203

表 8.2 感情表出を同定する

質問	あなたの回答が裏づけていること：
□ あなたは、患者さんに対して批判的で、しばしば彼らに不満を抱くことがありますか。 「あなたは、支離滅裂ね」 「怠け者だ」 「どうして何もしないの？」 「あなたのサポートワーカーは、あまり役に立っていないようだね」	批判的行動 もしくは 不満行動 （高感情表出）
□ あなたは、患者さんがすること、あるいはしそこなっている特定のことを指摘しますか？ 「私はただ、あなたにベッドから出て、普通に行動してほしいだけなの」 「あなたったら、何一つまともにできないの？」	
□ あなたは、拒絶的なコメントを伝えていませんか？ 「しっかりしなさい」 「いつも、私に恥をかかせる」 「あなたのことが本当に恥ずかしい」 「あなたのサポートワーカーにひと言、言わせてもらうわ」	敵意
□ 患者さんの幸せを過度に不安に思ったり、心配したりしていませんか？ 「彼女のことが頭から離れない」 「彼女が病気になって以来、対応を大変に感じる」	誇張された 情緒的反応 （過度の感情的巻き込まれ）
□ 過度の関心。 患者さんの病気と過度に共鳴する。連鎖反応をおこす。 「彼女が落ち込んでいるようだと、私まで気が滅入ってしまうわ」	
□ 患者さんの世話をしたり、ケアするために自分自身のニーズを犠牲にしていませんか。 • 患者さんをケアするために人づきあいをやめる • 仕事を断念する——あなたの勤務時間を減らす	自己犠牲
□ • 患者さんを甘やかす • 食事を作ったり、家事をするなど、患者さんに代わってすべての日常的な用事を引き受ける • 患者さんの借金をすべて払う	過度の甘やかし
□ • 患者さんの薬の責任を引き受ける • 患者さんの郵便物を開封する	過保護

観的に見えますがその目的は、介護者が、自分の思考と行動を振り返り、さらに介護者自身とサービスユーザーの両方においてどのような結果が生じてくるかよく考えてもらうことです。

先に述べたように、適正なバランスをとることは容易なことではありませんが、そうしようとすることは発見をもたらします。

症例研究 1

ジョウが最初に調子が悪くなったのは、20代初期の頃でした。しかし彼女は、消極的で無口な性質だったので、周りは、彼女が不調であることに気づきませんでした。彼女は、周りの人たちの目には、自分自身の世界に引きこもり、孤立しているように映っていました。ご家族は、温かい人たちで、彼女の行動を受け入れていました。時が経つにつれ、ジョウは外に出かけなくなり、人と関わらなくなっていきました。家族は、これが尋常ではないことを承知しつつも、彼女を支えていました。ジョウは、ますます悪化してしまいました。ますます孤立するようになり、家族のなかでも、特定の人たちとは、コミュニケーションを図らなくなってしまったのですが、彼らは、ジョウがますます具合いがわるくなっていることに気づきませんでした。ついにジョウは、何年間にもわたり自分の寝室にこもり、食事にも部屋から出て来なくなりました。あたかも、自分自身や自分の身体的衛生に気を配ることがまったくできなくなってしまったようでした。この時期全体を通して、家族は、ジョウに対する無条件の愛と支持を示したのです。

彼女が30代後半の頃に一度、ジョウの家族は、家庭医に助けを求めたことがありました。その医師は、精神保健サービスに彼らをつないでくれました。精神保健サービスが頻回に訪問を行い、ジョウは、治療のために精神保健法の適用を受け病院に入院となりました。退院するとすぐ、ジョウは、両親の自宅に戻りました。

またしても家族は、彼女のニーズのすべてにおいて支援しました。40歳のときに、ジョウは再び主に自分の寝室で暮らすようになり、一切の責任も負わないまま、家族としか関わらなくなったのです。

第 8 章　認知的アプローチを用いた、介護者の自助支援　205

　サポートサービスとジョウの両親とが協力し、ジョウが自分自身の住居を手に入れ、家具を備え、独立して生活できるよう支えました。ジョウがその建物に引っ越した後、両親は、その移行がより容易になるようにと彼女と一緒に移り住みました。そして2年後、両親はそこを出たのですが、それでも週に2、3晩は、そこに泊まりに来続けました。ジョウが決して寂しい思いをしないようにするためと、その翌朝きちんと起きて、薬を飲み、デイケアに確かに出席するようにするため、というのが両親の理由でした。両親は、部屋を掃除し、洗い物一切を片づけ、さらに戸棚にはジョウのための食料を豊富に用意しました。

　両親は、いかなる形であれジョウに対して批判的であったり、敵対的であることはありませんでした。ジョウは、精神的に良い状態に保たれ、病院への再入院を経験することはありませんでした。しかし、ジョウが両親のサポートにどっぷりと頼っていたことは確かでした。両親からの援助がなければ、ジョウは自宅でも独立して機能することなどまったく不可能でしたし、実際、両親やサポートサービスがいない時は自宅を出ることは決してなかったのです。

症例研究2

　ウィルは、10代の前半に初めて体調が良くないと感じたときのことを思い出しました。彼は最初、母親と一緒に暮らしていましたが、その後、学校を卒業してすぐ独立して住むようになりました。ウィルは、家族全員を愛していたのですが、家族の関係は緊張していてそのダイナミクスは複雑でした。両親は再婚同士だったため、ウィルには、異父姉妹が2人いました。ウィルは、家族の誰との関係も維持するために八方美人的に生きてきたが、それもストレスの多い生活だった、と説明しました。この時期、彼は、考えることが困難になり、奇妙な思考を経験したことを家族に打ち明けませんでした。彼は結局、気分が冴えないということで、家庭医に助けを求めました。それからまもなくして精神保健サービスへ紹介され、当サービスは、ウィルが精神病のエピソードを経験していると感じました。彼は、薬物療法を受けることに同意し、それによって症状は軽減したのですが、それでも気分の落ちこんだ状態が続いていました。ウィルの対処法

は、アルコールを飲むことでした。たいていの10代の若者同様、ウィル
は、ありとあらゆる種類のアルコール飲料を試してみました。しかし、現
在のライフスタイルのストレスに加え、貧相な食事、運動不足、現存する
メンタルヘルス問題や薬物療法がもたらす結果を認識できないでいました。

　ウィルは、精神保健サービスとの連絡を維持し、薬も処方された通りに
服用し続けました。サービスは、病気が悪化しないと予測し薬の量を減ら
してみました。しかし、ウィルはたちまち不眠と奇妙な思考を経験しまし
た。再びウィルは、これに対処するためにアルコールを飲むようになり、
これが、問題をさらに永続させることになったのです。その結果、ウィル
は、薬を変えることになりました。この間に、ウィルの母親は、さらに再
婚し、別の地域へ引っ越しました。これは、ウィルが母親を訪れるために
かなりの距離を移動しなければならないことを意味していました。薬が変
更されて以来、ウィルは、以前ほど調子を維持できなくなり、着実に悪化
しつつありました。母親を訪ねている時に妄想が生じ、誰かが彼を追跡し
ていると信じ込みました。彼は、自己防衛のためにナイフを携帯するよう
になりました。しかし、このことが、警察の注目を引く結果となり、逮捕
されたのです。その結果として、ウィルは評価を受け、精神保健法により
強制入院となりました。

　この間ずっと、ウィルは、彼の思考や行動（精神病の間の本当の経験）
について両親のいずれにも知らせてほしくない、という思いを明らかにし
ました。恥ずかしく、失敗者になった気がするから、そして拒絶されるの
が恐ろしいから、というのがその理由でした。ウィルは、時おり意識が
はっきりしている様子を見せることがありましたし、彼の推論は理論的根
拠がしっかりとしていたこともあり、ウィルにはこのような決断をする能
力があるということで意見が一致しました。

　入院期間が長くなったことから、アパートの賃貸契約を解除することに
しました。負債が増えるのを避けるためだったのでしたが、これはウィル
がその後ホームレスとなることを意味していました。病院から退院する時
点で、ウィルの精神状態と機能レベルはあまりに悪化していたので、独立
して生活するためには、リハビリテーション施設での一定期間のケアが役
に立つだろうと判断されました。ウィルは、入院した病院の敷地内でリハ

ビリテーションを始めるために、支援つきホステルの部屋を提供されました。

　この期間を通じて、ウィルは両親には一切知られたくないと一貫してサービスに通告していました。この間、ウィルの母親は、定期的に彼を訪ねて来ていました。彼女は、毎回、気分はどうか、自分の時間を使って何をしているのか、食事は、運動は、さらには便通はどうか、そしてどのようなサービスサポートを受けたのかに関する質問をしました。ウィルは、これを非常にわずらわしく感じましたが、母親を恐れていましたから、「楽になるために」やってみなさい、と彼女が言うことに同意しました。ウィルの母親は、回復に役立ってほしいとの願いから、ウィルのためにいろいろ活動を計画し、彼に参加するよう勧めました。たとえば、散歩に行くとか、ビンゴに参加するとか、大学に行き始めるといったことです。

ウィルは、友達も、家族も誰もいない不慣れな土地に住んで、孤立した立場にいると感じていました。彼は、母親が彼のために計画したすべての活動を受け入れ、取りかかってはみたのですが、結局、それらを継続していくことはできませんでした。病気が深刻だったからです。すると、母親は、なぜウィルが、日常生活のこまごまとしたことや大学への出席といったことに取りかからないのか、そのわけを知りたいと求めました。その結果、ウィルはそのような機会も支援もないと嘘をついたり否定したりするか、さもなければ母親をがっかりさせるのを恐れて何も言おうとしなくなってしまいました。結果的に、ウィルは、父親、きょうだい、そして友人を訪ねるために、出身地へ帰ったりしました。そして、母親の電話を避けるために自分の携帯電話を切ることがよくありました。しかし、このせいでサービス提供者が、ウィルをサポートするのが難しくなってしまいました。この時期全体を通して、ウィルの母親は、サービスと連絡を取り、なぜウィルの状況が遅々として進んでいないのか、その理由を知らせてくれるよう要求しました。彼女の関心ぶりは、サービスサポートに対する欲求不満と怒りという形で現れ、結局、彼女とサービスとの関係は劣悪なものとなり、ケアに関してほとんど協力がなされない結果となってしまったのです。

ではここで、201 ページの質問に戻ってください。そして、それらの質問をこれら 2 つの症例研究と関連させることが可能かどうか、確かめてください。

症例研究 1

ジョウの両親は、娘をサポートするために数々の異なる行動を示しました。本人たちにはわかっていませんでしたが、これらの行動はいずれも感情的巻き込まれと認識される EE の一形態でした。しかしそれは、主に温かい性質のものでした。ジョウの両親は、自分たちの支援がどれほど熱烈であり、自分たちがジョウのためにどれほど多くのことをしたか、そしてそのせいでジョウは、独立して課題を引き受ける能力に欠け、彼女の自信や動機づけに影響を及ぼす結果となったかということをもっと考えてもよかったかもしれません。両親の毎日の反応は、ジョウに何ら辛い思いを経験させることにはなりませんでしたが、もし万一、同程度の支援を続けることができなくなった場合、ジョウは相当辛い思いをし、地域で独立してやっていくことができなくなる可能性がありました。統合失調症と関連の症状についてより詳細に理解することで、ジョウの両親は、サービスサポートにもっと早い時期にアクセスし、家庭と地域の中で社会的、機能的サポートを始めていくために、より密接に取り組んでいくことができたかもしれません。両親の大げさな情緒的反応や、自己犠牲的行動、および過保護はジョウのためにならなかったのです。

介護者のニーズのアセスメントの後、ジョウの両親は、サービスと良い関係を築きました。彼らは、統合失調症についてより多くのことを学ぼうと努力し、サポートサービスと密接に取り組みました。結果としてジョウは、サービスと両親が協力した支援を受けながら、心理学的アプローチを活用した新しいケアプログラムを受けることになりました。ジョウは現在、構造化された週間プログラムにしたがっています。そのプログラムで、彼女は、ウォーキングやジム、興味深い場所を訪れるといったさまざまな活動に取り掛かり、クリニックにも適度に通っています。今では付き添いつきで買い物にも行きますし、自分のアパートを掃除します。見た目にも、社会的に受け入れられる様子を示しています。ジョウは、薬も処方通りに

第8章 認知的アプローチを用いた、介護者の自助支援 209

服用していて、これまで再入院は経験していません。これは、バランスの
よい関わり方や関係性を達成した介護者の例で、低レベルのEEを示して
いるといえます。

症例研究2

　ウィルの母親は、自身の心配する気持ちと、息子を支援する必要を表現
するなか、それとは気づかずに高レベルのEEを示していました。ウィル
の母親は、独裁的になるのではなく、ウィルを支援する代わりの方法を考
えたほうがよかったのでしょう。独裁的になると、ウィルに攻撃的と受け
止められかねなかったからです。これにより、進歩しないことに対する
ウィルの母親に対する罪悪感は最小限に抑えられたかもしれません。とい
うのもその罪悪感のせいでウィルは、結果的に、貧相な自己評価、気分の
落ち込みを招くことになり、母親を避けるようになってしまったからです。
ウィルが独立して生活するほど進歩していなかったとき、母親は、なぜそ
うなのか、その理由を考えればよかったのです。明らかに彼にはまだその
用意ができていなかったので無理やり彼の背中を押して、独立して生活す
るべきであるという気持ちを持たせようとすべきではなかったのでしょう。
この結果ウィルは、自分は人をがっかりさせ、失敗者であると感じるよう
になりました。母親は、否定的な性質の感情を高レベルに表現しました。
とりわけ、ウィルに対するサービスサポートについて批判的で、ウィルと
サービスの両方に対して不安と敵意を具体的に示しました。彼女は、時お
り、極度に過保護に見えることがありましたし、彼の心が健康であること
よりも、身体的な健康のことで頭がいっぱいのようでした。

　ウィルの母親は、いったんは介護者評価を受け入れたものの、評価され
るのを渋り、彼女に支援を提供するために必要な質問に答えるのを拒否し
ました。彼女を支援するために提供された時間は、保健医療の専門家に対
する手厳しい尋問の時間に一転しました。その専門家は、ウィルの健康状
態に関する質問を次から次へと止めどなく突きつけられ、挑まれたのです。
ウィルは、家族の全体的なダイナミクス、彼の状況、および母親とサービ
スサポートそして彼自身との間の劣悪な関係のせいで、なかなか進歩でき
ずに苦しみ続けました。彼は、依然としてリハビリ中で、病気のさまざま

な症状を体験し続けていますが、おそらくこれは低減できるはずなのです。ウィルは、機会があれば、別の地域にいる家族を訪れていますし、時おり、薬なしで出かけることもあります。母親とサービスとの関係は、依然として緊迫しています。いかなる対立も、また異議を申し立てられるのも避けるために、ウィルが母親に嘘をつき続けているほどです。しかしその結果、保健医療の専門家らは、ウィルの母親と効果的に連携することができなくなってしまっています。この例は、介護者、サービスユーザー、およびサポートサービス間の関係がいかに緊迫したものになりえるか、その結果として困難と高EEを生むことになりえるかを示しています。

ストレス

ストレスは、人生の何らかの時点ですべての人に影響を与えます。私たちは、ストレスを否定的な見方でとらえることが多いですが、ストレスというのは、時として肯定的な影響をもつこともあるのです。たとえば、プレッシャーや締め切りのストレスのもとに置かれると、成績や機能が向上する人がいる、といったようにです。とはいえ、本章の目的上、身体的・精神的な体調不良との関連から、ストレスの否定的な影響を考慮していくことにします。

以前に話しましたように、ストレスは、結果的に身体的反応と心理学的反応の両方をもたらします。統合失調症の患者さんや、対処に苦慮している介護者に話を戻すと、ストレスに持続的にさらされているプレッシャーから、覚醒のレベルがあがる結果となります。個人に対する影響は、ストレスの曝露量や、その人自身の脆弱さによっても左右されるでしょう。人それぞれ、一人ひとり、対処能力が異なっているからです。

ストレスというのはさまざまな形をとって現れますが、最も一般的には、不安またはイライラの症状として現れるものです [16]。振り返ってみて、みなさんも、ストレスを感じている間、睡眠困難を経験したり、食欲がまったくなくなってしまった時期を思い出すことができるかもしれません。イライラしたり、欲求不満になったりやる気が出なかったり集中力がおちたりということを思い出す人もいるかもしれません [15]。このようなとき

第8章　認知的アプローチを用いた、介護者の自助支援　211

こんなことわざを耳にしたことがありますか？：

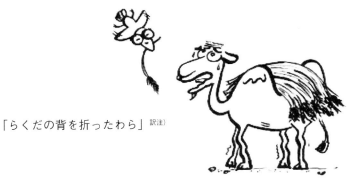

「らくだの背を折ったわら」訳注)

には、周りの人たちに対する忍耐力が低下し、反応が鋭く、冷淡になることがある、ということが起こって当然です。そして、出来事を誤解したり、普段ならあなたを煩わせないであろうことにくよくよする自分に気づくこともあるかもしれません。このようなとき、毎日の出来事に対する私たちの全体的見方と受け止め方は、しばしば極めて否定的なものとなるのです。

　もしあなたがこのようなことを過去に経験したことがあるなら、重篤な精神病の患者さんでも同じじゃないでしょうか。ですから、介護者がストレスをためてそれを表している時に、それを受けとる側にいるサービスユーザーにどのような影響があるかを心にとめる必要があります。事例研究2を振り返ってみると、介護者は、サポートサービスに対する自分の怒りをサービスユーザーに対して表したとき、敵対的な態度を示し、批判的な性質のコメントを発しています。そのコメントは、必ずしもサービスユーザーと直接的に関係するものではなかったとしても、介護者は、事実上、患者さんに自分の欲求不満を押し付けたのです。これは、かえって逆効果となったことが明らかでした。というのは、これが今度は、サービスユーザーに恐れと不安を生み出したからです。

訳注）最後に追い討ちをかける事柄。わらは、一本一本は重くないけれども、らくだの背にわらを載せ続けた結果、ついには最後に載せた1本のわらでらくだの背が折れてしまった。一見ささいに見えることでも、不快なことが重なりに重なればついには我慢の限界を超えてしまう、という喩え。

GambleとBrennan[7] は、ストレスの２つの形態として、生活環境ストレスとライフイベントストレスについて話をしています。生活環境ストレスは、生活の毎日のストレス要因に関連があります。たとえば、朝、遅刻して走る、両親と意見が食い違う、あるいは請求書の支払いをする、といったことでさえ、そうです。一方、ライフイベントストレスは、人の生活において相当なレベルのストレスを生み出す出来事に関連しています。たとえば、親しい人との死別、別れ、あるいは自宅を失う、といったことです。1950年代にBrownによって着手された仕事、およびそれに引き続く研究を振り返ってみると、重篤な精神病をもつ人が、必ずしもライフイベントストレスを経験しているというわけではありません。経験していることは、ストレスの増大であることがわかります。生活環境ストレスが増大すると、それだけで十分、患者さんはプレッシャーを感じ、再発しやすくなり、持続症状を悪化させます。私は患者さんにストレスの影響について述べるとき、コンロの上で沸騰寸前のところでとろとろと煮えている鍋を想像するように求めます。私たちは誰もが皆、それぞれ異なるレベルで沸騰寸前のところで煮えたぎる思いを抱えています。そしてそれが、ストレスに対する私たちの脆弱性のレベルです（図8.1 参照）。ストレスの大きな出来事が生じると、私たちの水位は、ふつふつと上昇します（図8.2 参照）。その後、結局、落ち着き、再びとろ火状態となります（図8.3 参照）。時おり、私たちの水位は、下がらないまま次のストレスの大きな出来事に突入してしまうことがあります。そしてその結果、水位は、鍋のいちばん上まで達し、ふつふつと沸騰寸前となります（図8.4 参照）。もしとろ火の状態に落ち着くことができないと、鍋は、沸きこぼれてしまいます（図8.5 参照）。

　この時点が、私たちの限界点であるとして理解することができるでしょう。それは、私たちがもはやこれ以上対処できなくなり、体調不良や不安の症状を経験する時点です——そして重篤な精神病の経験者の場合、症状が増したり、再発を経験することさえあります。サービスユーザーの水位は、ほぼ常に鍋のいちばん上付近で沸騰寸前の状態でふつふつと煮えており、もうあとほんのわずかなストレスで噴きこぼれてしまう可能性があることを私たちは心に留めておく必要があります！

第 8 章 認知的アプローチを用いた、介護者の自助支援　213

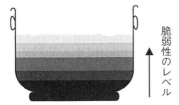

図8.1　脆弱性のレベルが高いと、ストレスに対する対処能力が低くなる

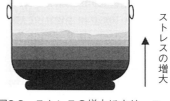

図8.2　ストレスの増大により、ユーザーは、今にも精神病症状を経験する瀬戸際に至る

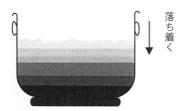

図8.3　ストレスが低下すると、精神病の可能性が低下する

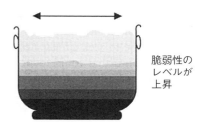

図8.4　さらなるストレスにより、ユーザーは再び精神病の瀬戸際に至る

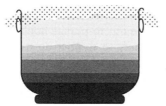

図8.5　ストレスが精神病症状を導く

　結果的にサービスユーザーの精神健康が悪化したときの出来事を詳しく解明すれば、介護者はストレス要因を見きわめることができるかもしれません。サービスユーザーと介護者は、共に力を合わせ、ストレスの影響についてお互いに理解を共有し、その出来事に関連した思考と感情がその時点としては無理もなかったと捉える（ノーマライズする）ことができるでしょう。

ストレス・マネージメント

　ストレスに対する反応の仕方は、人によって異なります。先に強調したように、ストレス反応は全般的に、ネガディブな性質をもち、人の気分や思考に影響を与えます。その結果、不安、欲求不満、怒り、悲しみ、あるいは不眠といったさまざまな感情や症状をもたらします。これらはいずれも、個人の反応の仕方や、行動を変える可能性があります。したがって好ましくない反応を避けられるよう、うまく作用するコーピング方略を見つける必要があります。ストレス・マネージメントには、2つの方法があります。第1に、明らかな方法として、ストレスを取り除くという方法がありますが、これは、問題そのものの性質にもよります。介護者としての義務に関連して私が経験したストレスについて言うなら、私は、実際的なサポート、すなわち、私に代わって祖母の食料品その他を購入し、それを届けてくれる、といったことを申し出てくれた友人たちやパートナーの助けに甘えることによって、時おりそのプレッシャーを軽減することができました。私の母は、私の継父が1週間、ショート・ステイに入っている間に、自分のストレスをうまく緩和させていました。これらの介入は短期的に功を奏しました。しかし、全体的なストレスレベルを必ずしも引き下げないのです。重篤な精神病を抱える個人の介護者にとって、ストレスを減らすひとつのやり方は、サポートサービスに助けを求め、たとえば、薬を変更するといったように、ストレスの原因となっている問題そのものを減らすことができる介入を提供してもらうということが考えられます。あるいは、介護者を支えるために患者のケアの構成を考えなおすこともできるでしょう。その場合、たとえば、デイサービスや、一対一のサポートといったさまざまな資源など実際的な介入を組み込んでいくこともできます。それは、一時の休息を提供することに加え、患者さんにさらなる刺激を導入する、という目的にもかなうでしょう[8]。

　介護者としてのストレスを管理する第2の方法としては、認知的アプローチを活用して、ストレッサーに関連したネガティブな感情、思考、および行動のコントロールを試みることが考えられます。これは、気持ちを落ち着かせて懸念を合理化したり、あるいは、趣味や興味を追究するため

の時間を取るために、たとえば、リラクゼーションやセルフ・トークといったあなた自身の個人的介入に着手することによって。図8.3で示したように、怒りを鎮めるための機会を介護者に与えることによって成し遂げることができます。また、認知的アプローチを用いることで、介護者は問題を細かく分けることができます。これにより、介護者は問題の力動についてじっくりと考えることができるようになり、問題を引き起こした原因や、関連する行動を見たてるのを可能にします。その結果、介護者は、理解を深め、懸念をノーマライズし、ストレス反応をもって反応するのではなく、問題解決アプローチに着手できるようになります。問題解決は、何も介護者が孤立して行う必要はありません。病気に苦しんでいる個人と話し合って行えばいいのですし、そうすることはまた、介護者が、サービスユーザーの行動に対する自分の解釈の仕方を再認識して、信念を修正するのを助け、それによってより効果的に対処できるようにするという目的にもかなうのです。サービスユーザーの行動に対して生じてくる感情をよりよく自覚することにより、怒り、罪悪感、あるいは嘆きに関連して、経験するであろういかなる感情をも和らげる助けとなりうるのです[8,9]。

自助のための認知的アプローチ

「認知行動療法」（CBT）、あるいは「認知的アプローチ」という用語は、複雑に聞こえますが、極めてシンプルなものと言えるでしょう。認知行動療法は、私たちの考え方（認知）が私たちの感じ方（気分）に影響を及ぼす、という概念に基づいています[11]。このアプローチは、あなたがネガティブまたは動揺させるような思考を認識し、変えるのを助けることを目的としています。これはさらに、あなたが自分の思考を合理的に説明し、正常化するのに役立ちます。より現実的に考えることは、私たちが何をするか（行動）に影響を与えます。そしてそれにより、あなたは、「今、ここ」に目を向け、心理状態を改善することができるのです。あるいは少なくとも、ストレスの大きな時期にいくばくかの精神的安らぎを得ることができるでしょう[15]。

ストレスに満ちた瞬間や状況を合理的に解釈することは、特にその瞬間

や最初の頃、CBTのテクニックを用いることに慣れるまでは困難なことがあります。したがって、あなたが「コツをつかむ」まではその出来事／懸念が生じた後、定式化を行ったほうが最初は容易でしょう。定式化とは、私たちが小さな部分に分解しようとしていることを「整理してまとめる」あるいは「図式化する」ために用いる言葉です。これにより、問題／ストレス要因と、あなたやサービスユーザーの思考と反応の間のつながりを認識できるようになるのです[13]。

　本章全体を通して言及してきたことですが、思考、気分、および行動の間のつながりがわかると、自分の行動がもともとどの思考や感情とつながっていたのかを定式化することができます（図8.6参照）。連続の各部分は、それぞれその次の部分に影響を与えます。理解しやすくするために、ひとつの例として、本章の冒頭でご紹介した、私自身の個人的なストレス要因に戻って見てみることにしましょう（図8.7参照）。

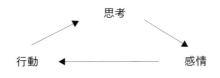

図8.6　思考、感情、行動の間の関係

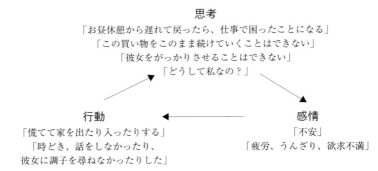

図8.7　思考、感情、行動の関係の例

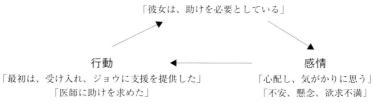

図 8.8　思考、感情、行動の関係とジョウの症例からの例

> 「私の思考は、その時私がどのように感じるかに影響を与え、それが、私が何をし、どのようにそれをしたかに影響を与えた。」

　これらの出来事を振り返って考えたとき、私は、私の行動が、祖母の思考、感情、行動にいかに影響をあたえたか、あるいは祖母に話しかける時間が実際に私にあったときに、いかに祖母の反応を喚起したかについて一度も考えたことがありませんでした。この連鎖は、さらにくり返され、まもなく、私のストレスレベルを引き上げるネガティブで苦痛な思考の「悪循環」になったのです。

　同じ定式化を用いて、症例研究 1（208 ページ）でご紹介したように、ジョウのご両親に注目してみましょう（図 8.8 参照）。

　表 8.3 を用いて、問題、もしくは最近のストレスフルな出来事に対する反応として、あなたの思考を思い出してください。あなたはそのときどのような思考を抱き、どのように感じたのか、注意深く考え、書き記してください。最後に、あなたの感情の結果として、あなたの反応／行動を記入します。

　以上を実践することは、「その場で考え」、経験した不快なあるいはネガティブな思考を認識し、それらを合理的に説明するうえであなたの役に立つでしょう。以上のことを同定することで、悪循環を断ち切り、その連鎖

表 8.3　練習表

思考	感情	行動

（出典：文献 11）

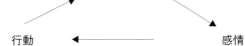

思考
「ジョウは、症状のせいで孤立してしまう病気にかかっている」
「ジョウは、独立して機能することを学ぶ必要がある」

行動
「作成されたアドバイス、すなわち治療計画にしたがう」
「ジョウが自分のタスクを引き受けることへ向け、
実際的なサポートをより少なくし、
よりポジティブな強化を提供した」

感情
「よりポジティブで、より幸せ」
「私の理解が向上したおかげで、
より気が楽に（リラックスして）感じる」

図 8.9　思考、感情、行動の関係とジョウの症例からのさらなる例

の他の部分を変えることができます。あなたの気分を悪くしていることが、ネガティブな思考であるのか、それとも身体的な反応であるのかにかかわらず、その連鎖を部分的に修正することで、あなたの全体的な反応が変わるのです。それでもう一度、同じ定式化を用い、症例研究 1 に戻って、思考または感情を変えることが悪循環の後の部分にどのような影響を与えるのか、着目してみましょう（図 8.9 参照）。このような全体的影響は、よりポジティブな反応を引き出しました。

第 8 章　認知的アプローチを用いた、介護者の自助支援　219

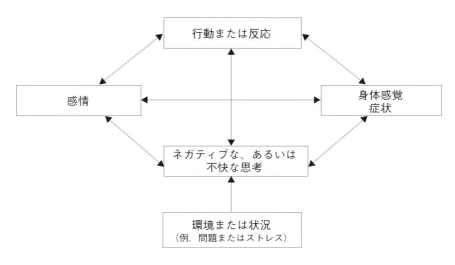

図 8.10　5 領域モデル

　定式化のもうひとつの方法は、「5 領域モデル」を用いることです[14]。上述の連鎖と同様、5 領域モデルも、さまざまな状況を解決し、問題解決はもちろんのこと、ストレスや不安、抑うつを軽減するために介護者とサービスユーザーの両方を支援して、ポジティブな思考を向上させるために適用できます。このモデルは、構造化された枠組みを提供します。そしてこの枠組みの構成部分は、現在の問題に焦点をあて、思考、感情、行動の結びつきを強化するのです。しかし、このモデルには、追加的な中核要素、すなわち、感情と環境も組み込まれます（図 8.10 参照）。（もし可能であれば、5 領域モデルの理解と実践を支援してくれるよう、サポートサービスにアドバイスを求めてみてください。）

　5 領域モデルは、最初は、少々複雑に映るかもしれません。しかし、理解し易いようにいくつかの例に分けられます。

　注意深く見ると、図 8.6 とよく似ていることがわかるでしょう。先述のように、私たちの*思考*というのは、私たちの状況、もしくは現在の問題に対する私たちの評価です。これらは、さらに、**感情的にも**、**身体的にも**、私たちに影響を与えます（図 8.1 − 8.5 で先に述べた通り）。各領域は、その次に、私たちの*行動*、すなわち問題に対する反応に影響を及ぼします。

では次に、状況を理解するために5領域アプローチをどのように使うかを具体的に示すために、症例研究2（209ページ）を参照してみましょう。以下のリストは、各中核要素の見出しのもとに、ウィルの状況の一部が記入されています。

1. *環境*——ウィルは、友だちが一人もいない、不慣れなエリアに住み、孤立していた。活動は、母親によってお膳立てされ、彼がしたいと思わないものだった。

2. *思考*——「ぼくは、ひとりぼっちだ」「友だちや妹たちが恋しい」「ぼくは、ビンゴになんて行きたくない」「母をがっかりさせたくない」。

3. *感情*——悲しみと罪悪感、孤独、窮地に陥った気持ち、涙もろい、プレッシャーにさらされている。

4. *身体感覚*——睡眠困難、頭痛、集中できない、不安（覚醒レベルの高まり：緊張、動悸、発汗、胃がむかむかする、気持ちわるさ）。

5. *行動*——ウィルは、他の家族を訪れるためによく出かけた。携帯電話を切り、回避を具体的に示す。上記の気分や精神健康が不安定のため、前に進めない。

さてここで、5領域モデルを用いてウィルの状況を定式化しましょう。なぜウィルが、当時前に進むことができず、あのような行動の仕方をしたのかについてより理解を深めることができます。図8.11の破線の矢印をたどってください。ウィルの状況を思考に結ぶつながりが見えますか？介護者として、あなたは、もしあなたが状況を自覚していれば、よく似た関連のある思考を同定できたかもしれないと思いますか？　彼が自身の思考の結果として経験しているかもしれない感情を、あなたは理解できますか？　定式化の次の段階によって、ウィルの身体症状を彼の感情か、もしくは思考のどちらかに結びつけることができます（図8.12参照）。この時点で、「悪循環」が具体的に示されました。

最終的な定式化（図8.13）は、ウィルの行動を、彼のネガティブな思考はもちろんのこと、彼の身体感覚や感情とも結びつけます。今回は、たどっていくための破線の矢印は存在しません。なぜなら、定式化のなかの各中核要素がそれぞれ他の要素に影響していることは、実線の矢印が示し

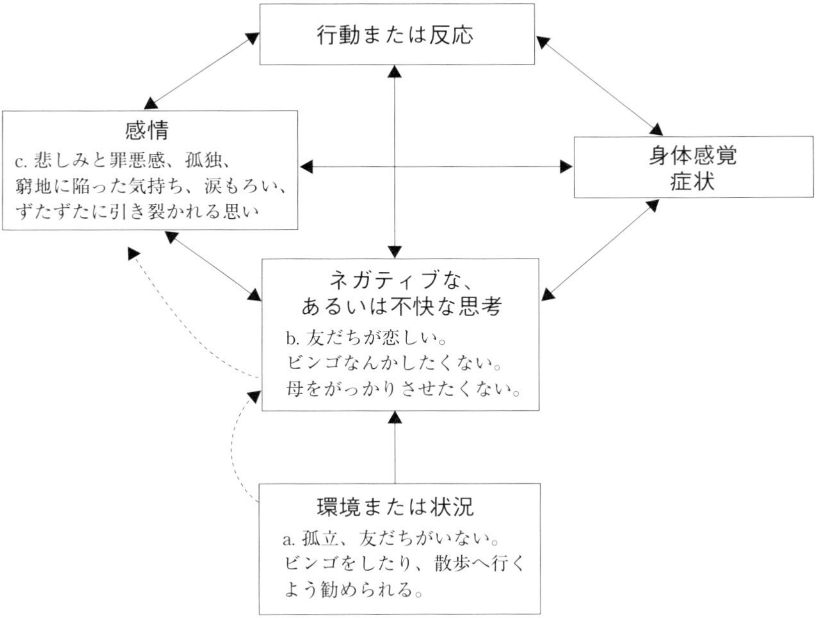

第 8 章　認知的アプローチを用いた、介護者の自助支援　221

図 8.11　5 領域モデルと例（1）

ているからです。たとえばウィルは、不安による無数の身体的症状を経験
して感情を悪化させる可能性があり、今度は、それが彼のネガティブな思
考を強めたり、彼の行動や、さらに悪くすると、彼の精神健康にまで影響
を及ぼしたりする可能性がありました。

　ではここで、既定の枠組みで上述のアプローチを使って、あなた自身の
定式化を練習してみてください（図 8.14 参照）。あなたが何を考え、感じ
ていたかを厳密に思い出せるように、以前経験したストレス状況または問
題を心に思い浮かべてください。そうすることで、その時に、自分が何を
考え、感じていたかを正確に思い出すことができるでしょう。そうすると
なぜそのように反応したかを理解することができるので、行動をノーマラ
イズするのに役立ちます。

　定式化を練習することは、ストレスの大きな出来事や問題解決のより広
い状況に目を向けるのに役立ちます。定式化のコツをつかんでしまえば、
その枠組みのなかで、いかにして、またどこで悪循環を断ち切ったらいい

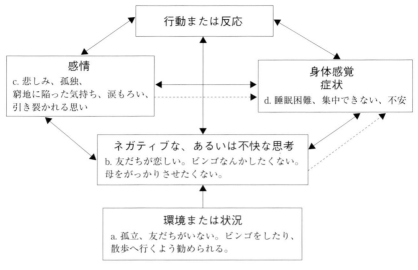

図8.12　5領域モデルと例（2）

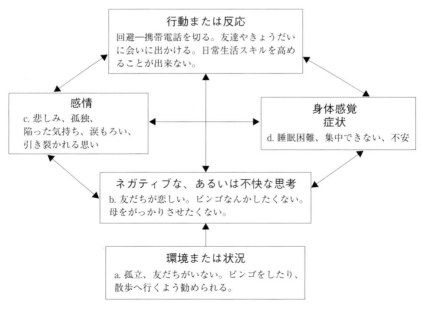

図8.13　5領域モデルと例（3）

第8章 認知的アプローチを用いた、介護者の自助支援　223

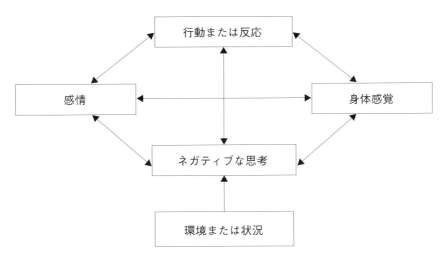

図8.14　5領域モデル。空欄

のかを考え始めることができます。これは、その枠組みのなかの構成要素を変化させ、代わりとなる反応を促進することによって達成可能となります。たとえば、図8.13を参照してください。この図において、ウィルは、よく眠れず、集中力も低下しています（d）。この問題をノーマライズすれば、当然の反応としての情緒的苦悩、すなわち涙もろく、落ち込んだ気分に結びつけることができるでしょう。ウィルの睡眠が改善すれば、彼の集中力も回復する可能性が高いでしょうから、これは彼の身体的幸福と情緒的幸福の両方に対してポジティブな影響をもつと思われます。したがって、ウィル、もしくは彼の介護者は、ウィルの睡眠を改善するために、適切な睡眠衛生について考慮する必要があるかもしれません。たとえば、就寝前に定期的に運動するとか、リラクゼーションテクニックを用いる、といったようにです。

　悪循環を断ち切る試みのもう一つの例としては、ウィルの感情を考慮することが挙げられるでしょう。すなわち、悲しみです。気分が落ち込んでいると、多くの人たちは、肉体的に不調を感じます。たとえば、疲れを感じたり、痛みやうずきがあるがゆえにモチベーションがあがらない、といった経験をします。先に述べたような身体的症状は、ネガティブな思考

を導く可能性があり、さらにそれが悪循環を永続させることになります。再び、ウィル、もしくは彼の介護者は、ウィルの気分を改善するために、適切な行動を考慮する必要があるかもしれません。たとえば、人との相互作用を促す、ウィルが楽しんで行うか、さもなければ興味をもつ活動を提案する、ポジティブになる、そして褒める、といったようにです。

　要するに、私たちの中核要素、すなわち、思考、感情、および行動は、変化し、お互いに影響を及ぼし合う可能性がある、ということ——したがって小さな活動について考慮することがポジティブな形で変化を助けることにもなりうる、ということ——を心に留めておくことが重要なのです。

文化的、宗教的側面

　異なる文化的、あるいは宗教的背景の出身であることが、時として、介護者であることのプレッシャーにさらに拍車をかけることがありえます。たとえば、アサドの母親は、最近、パキスタンから来て、彼といっしょに滞在するようになりました。父親が亡くなったためです。アサド自身は、症状の再発に苦しみ、声が聞こえ始めていました。母親は、彼が何かに取りつかれていると確信し、彼に、聖堂（「霊廟」）へ行き、治療のために僧侶に会うよう求めました。アサドは、最初は彼女の意見に同意したものの、症状が悪化したため、とうとうケアコーディネーターに連絡を取りました。精神科外来の予約が手配され、そこで彼の薬が増量されました。そしてケアコーディネーターは、彼に集中的なサポートを提供するとともに、アサドの母親が介護者サポートを受けられるよう取り計らったのです。

　最初、母親は、アサドの決断に満足していませんでした。しかし、息子の病気に対処できなかったため、助けを受けることにしぶしぶ同意しました。面談のなかで彼女は、パキスタンにいる家族の支援を受けられずに惜しむ気持ちを露わにし、「もし人に知られてしまったら、どう思われるだろうか」と心配しました。彼女はまた、どうもアサドの病気は自分に責任があるのではないか、と心配していました。

　アサドの症状が改善するにつれ、母親は、薬が役立っているのかもしれないと信じ始めました。アサドは、聖堂へお祈りに訪れ続けました。そう

することが母親をより幸せにしたのです。彼女は今では、このサービスは反宗教主義的でもなければ反文化的でもないと信じるようになりました。

　介護者が直面する心配や問題のなかには、どの文化においても生じるものもあります。しかしその一方で、介護者の文化的、宗教的背景と結びついている可能性のある心配もあります。いずれにせよ、介護者であるというのは、ストレスが大きく、したがって、どのような助けや情報であろうと歓迎すべきである、ということを理解することが重要なのです。

要約

　介護者によって浮き彫りにされ、保健医療の専門家らによっても毎日観察されている問題がたくさんあります。本章では、そのうちのいくつかの問題を取りあげてきました。とはいえ、それは、介護者が経験し、考え、感じ、あるいは必要とする可能性があることに関して、ほんの表面をなぞったにすぎません。したがって、知識を踏まえ、あなた自身と、あなたがケアしている人の両方をサポートするために利用可能なサービスに関して情報を求めること、そして苦しんでいる患者さんが経験している病気の性質についてできるだけ多くの情報を求めることが重要です。あなたの役割が、患者さんだけでなく、あなた自身やあなたの周りの他の人たちにどのように影響を及ぼすかについて常に自覚し、すべての人のニーズを満たすために、ストレスの少ない環境を維持すべく努力するというのは良い考えです。これは、以下のステップによって、達成されるでしょう。

1. 介護者であるというのは、ストレスが大きいものであること、したがって介護者は、まず第一に自分自身を気づかい、ケアすることが必要である、ということを理解する！
2. 最も有益なタイプの介入、たとえば、感情表出（EE）が低い接し方を意識し、実践することを目指す。
3. 本書の中で該当する章を参考にして、あなたのご家族／サービスユーザーが焦点をあてたいと望む問題に、彼らと一緒に取り組む。

　最も重要なことですが、必要なときには、それが実際的な形であるか、

それとも精神的な形であるかにかかわらず、専門家からより多くのサポートと助言を求めるよう常に心がけてください。

参考文献

1) Barrowclough, C. & Tarrier, N. (2001). *Families of Schizophrenic Patients. Cognitive Behavioural Intervention.* Cheltenham: Nelson Thornes Ltd.

2) Brown, G. W. (1985). The discovery of expressed emotion: induction or deduction. In J. Leff & C. Vaughn, eds., *Expressed Emotion in Families.* New York: Guilford Press.

3) Brown, G. W., Birley, J. L. T. & Wing, J. K. (1972). Influence of family life on the course of schizophrenic disorders: a replication. *British Journal of Psychiatry*, **121**, 241–58.

4) Crisp, A. H. (2005). *Every Family in the Land. Understanding Prejudice and Discrimination Against People with Mental Illness.* Worcester: GoodmanBaylis.

5) Department of Health (2002). *Developing Services for Carers and Families of People with Mental Illness.* London: Department of Health.

6) Department of Health (2006). Sharing mental health information with carers: pointers to good practice for service providers. *Continuity of Care. Briefing Paper.* London: Department of Health.

7) Gamble, C. & Brennan, G. (2000). *Working with Serious Mental Illness. A Manual for Clinical Practice.* London: Baillière Tindall.

8) Kuipers, E. (1998). Working with carers: interventions for relatives and staff carers of those who have psychosis. In: T. Wykes, N. Tarrier, & S. Lewis, eds., *Outcome and Innovation in Psychological Treatment of Schizophrenia.* Chichester: John Wiley & Sons Ltd.

9) Mental Health Association NSW Inc. (2006). *Caring for Someone with a Mental Illness.* www.mentalhealth.asn.au

10) National Service Framework (1999). *Modern Standards and Service Models. Mental Health.* London: Department of Health.

11) Padesky, C. A. & Greenberger, D. (1995). *Clinician's Guide to Mind Over Mood.* New York: Guilford Press.

12) Parkinson's Disease Society (2003). *Carer's Assessments. PDS Information Sheet.* London. www.parkinsons.org.uk

13) Wilkinson, G., Kendrick, T. & Moore, B. (2003). *A Carer's Guide to Schizophrenia*, 2nd edn. London: Royal Society of Medicine Press Ltd.

14) Williams, C. J. (2001). *Overcoming Depression. A Five Areas Approach.* Malta: Gutenberg Press.

15) Williams, C. J. (2003). *Overcoming Anxiety. A Five Areas Approach.* Bristol: Arrowsmith Ltd.

16) Zubin, J. & Spring, B. (1977). Vulnerability: a new view of schizophrenia. *Journal of Abnormal Psychology*, **86**, 260–6.

第**9**章

体調を維持し、
ぶり返しに対処する

Shanaya Rathod

概観

　本章の目的は、再発を防止する方法を読者の方々に理解していただくことです。そのためにストレスになりやすい要因と、再発症状に基づいた、再発防止計画を作成します。

章の内容
- 症例研究 1
- ぶり返しは、どれほど一般的なのでしょうか？
- ぶり返しの原因は何でしょうか？
- 生物学的、心理学的、社会的：ストレス脆弱性要因
- 症例研究 2
- ストレス・マネージメント
- あなたのハイリスク期間
- あなたの早期警告サイン
- 症例研究 3
- 文化的、宗教的側面
- 症例研究 4
- 体調維持計画
- マイナークライシス・プラン／再発ドリル
- メジャークライシス・プラン
- 要約：体調維持計画

あなたは今、自分の症状をいくらかコントロールできる段階に到達しました。この段階では、体調を維持し、ぶり返しを防ぐことに焦点が置かれることになるでしょう。将来、あなたが困難を抱えることになるかもしれない、ということはありえます。しかし、さらなる困難の可能性を最小限にするために、あなたにできることがあります。その困難を理解し、自分にはどのような治療選択肢があるかを知ることは、より良い選択をするのに役立ちます。これは、症状がぶり返すのではないか、と絶えず冷や冷やしていなくてよい、ということを意味するでしょう。第9章を最後まで取り組むときに、非常に重要なのは、あなたが、あなた自身や他の人たちの過去の経験を通してよく考え、学び、ぶり返しのパターンとぶり返しを同定できるようになってほしいということです。

　あなたは、「再発」という言葉をさまざまな人たちが口にするのを聞いたことがあるかもしれません。では、再発とは何でしょうか？　それは、次のように説明することができるでしょう。

・苦悩または障害の悪化

・症状の増悪、症状の再出現

・症状の性質の変化

「再発」は、個人の状態の重大な悪化、もしくは症状の増加を意味しがちですが、これは、人それぞれ非常に独特です。人によっては、これが、一時的なぶり返しという形を取って現れる場合もあるでしょうが、残念なことに、これが「本格的な再発」となってしまう人もいます。つまり、状態が以前と同じくらい最も悪い状態に戻ってしまうのです。本格的な再発を起こす可能性を最小限にしたい、という願いから、本章では、小さなぶり返しに対処することで、それらが本格的な再発にならないようにする仕方を紹介します。そのために、私たちは、体調維持計画をご紹介し、あなたが自分のハイリスク期間や早期警告サインに注意を払えるようになり、もし早期警告サインを見つけたらどのようにして自分自身を助けたらいいのかについても、お話ししていきたいと思っています。

症例研究 1

　私は、胸部感染症にかかり、数日間、薬もないまま苦しみ、咳が消えてくれることを願っていました。最終的に、医師は、私に抗生物質の投与を開始し、私は、気分が良くなり始めました。その薬を服用するようになって2日後、口のなかに酸っぱい味がしました。気分が改善してきていたので、私は、その錠剤をやめる決心をしました。残念なことに、それから数日以内に咳が再び悪化し、私は発熱しました。仕事を休まざるを得なくなり、抗生物質治療をもうワンクール繰り返すことになってしまったのです！

　これは、経験からとったものですが、この例は、調子が良くなってきたときに治療についてひとり自己満足し、治療を中断してしまいたくなる誘惑に負けてしまうことがよくあるという事実を裏付けています。

ぶり返しは、どれほど一般的なのでしょうか？

　調査結果によると、統合失調症タイプの病気をもつ人で、症状のエピソードを2回以上経験している人たちのほとんどは、さらに多くのエピソードをもつ可能性があることがわかっています。そして、エピソード時には毎回、類似の症状を示すのです。薬物療法とその他のセラピーの最善の組み合わせをもってしてさえ、症状のぶり返しや再発を完全に防止することが不可能なことがあります。そう思うと、病気にとらわれたような気持ちになってしまうでしょうし、なかには、症状がぶり返すのではないか、と絶えずびくびくしている人もいます。ですが症状を早期に認識し、それに対処することで、症状が重篤になるのを防ぐことができるでしょう。

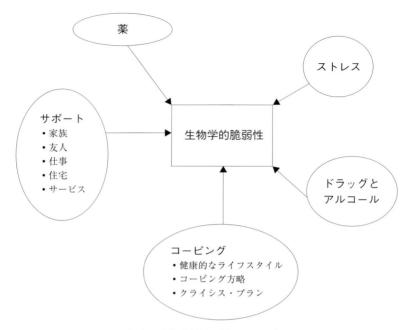

図 9.1　個人の生物学的脆弱性に影響を与える要因

ぶり返しの原因は何でしょうか？

　1977 年に Zubin と Spring は、精神障害のストレス脆弱性モデルについて概説した論文を発表しました。その論文は、ストレスと生物学の両方が病気の症状に寄与するという、簡単な原則について述べています。

　専門家が「生物学的脆弱性」という言葉を口にするのを聞いたことがあるかもしれません。この言葉は、ある特定の医学的な問題を発展させる傾向が生まれながらにある、もしくは人生の非常に早期にそうした傾向を獲得した人に対して用いられます。たとえば、糖尿病や高血圧を引き起こす生物学的脆弱性をもっている人たちもいます。同様に、精神病を発症させる生物学的脆弱性をもっている人がいる可能性もあると考えられています。ストレス脆弱性モデルによれば、個々人にはストレスに対処するために特有の生物学的、心理学的、および社会的な強みと脆弱性を持っているのです（図 9.1 参照）。ストレスが、人が対処可能な程度を超えると、症状が

現れます。またストレスに対処する能力——その人の脆弱性——は、人によってさまざまです。したがって、ある人が難なく切り抜ける問題で、別の人の調子が悪くなることは十分ありうるのです。

生物学的、心理学的、社会的：ストレス脆弱性要因

コーピングスキルを増大させるか、さもなければ環境要因（家族、仕事、経済、住宅など）を変更して、薬の分別ある使用をすることによって、脆弱性を低減し、レジリエンスを築くことができます。以下に示すのは、ぶり返しを起こす可能性を増大させることが明らかになったいくつかの事柄です。これらを詳しく解明し、それについてのあなたの考えを話し合っていきたいと思います。

薬をやめる

薬をやめることは、症状が再びあらわれる最も一般的な理由のひとつです。多くの場合、体調が良いとき、人は、もう薬を続ける必要はないのではないかと感じます。なかには、薬をやめない限り、自分は「正常」にはなれないのではないかとも考える人たちもいます。

• 薬を続けることについて、あなたはどのような見解をもっていますか？

• 薬を長期にわたって服用することについて、何か心配がありますか？
　もしあるというなら、それはどのようなことですか？

• 治療がもとで、何かネガティブな経験をしたことがありますか？

232

- もしあなたが薬物療法を行なっていなかったとしたら、どのように違っていたでしょうか？

- どうすれば薬を続けることにもっと確信を持てますか？

- あなたは、自分の懸念について医師と話し合ったことがありますか？

症例研究２

> 重篤な精神的問題を抱える、ある若い青年には、大麻の習慣もありました。このことは、多くの面で彼に問題を引き起こしました。第1に、そもそも彼が最初に精神病になったのには、大麻の大量の使用が関係していたと関係者全員（彼も含めて）が思っていました。第2に、この若い男性は、ひどい抑うつ状態にもあり、起き上がって物事をするのに本当に悪戦苦闘していました。これは、彼が大麻を使用することによってさらに悪化しました。結果として彼は、喜びや達成感を得るのに役立つだろうと思われることをほとんどしませんでした。第3に、この若い男性は、母親と一緒に暮らしていたのですが、母親は、彼が大麻を吸うのを大目に見て、黙っていようと懸命に努力したのですが、どうしても時おり、そのことで彼にがみがみと小言を言うのをやめられませんでした。これらの要因のすべてが、この若者がストレスを経験するリスクを増大させ、今度はこれが、彼がぶり返しを起こす可能性を高めてしまうことになったのです。

アルコールと違法薬物の使用

薬物とアルコールは、脳に直接作用し、症状の再現を引き起こします。

第9章　体調を維持し、ぶり返しに対処する　233

薬物とアルコールのリラックス効果が症状に有効であると信じている人は、大勢います。たとえば、声を弱めるといったようにです。この人たちは、その時にはそのように感じられたとしても、長期的には、こうした物質は、脳に影響を与え、症状をさらに悪化させるということを知らないのです。

• あなたは、薬物／アルコールを用いますか？

• あなたの典型的な使用パターンは、どのようですか？

• あなたは、アルコール／薬物使用があなたの精神健康に影響を与える、と思いますか？

　無活動、孤立、自分自身への喜びの否定
　自分は病に苦しんできたため、いかなる喜びも受けるに値しないし、どのような活動もすべきではない、と人はしばしば感じてしまいがちです。なかには、自分の病気や、他人がそれについてどう思うかを気にして、人と交わらない人もいます。

• あなたも上述のように感じたり、行動したりしますか？

• あなたは、典型的に自分の一日をどのように過ごしていますか？

• 普通の日には、雑用だけでなく、達成感や喜びを得る機会もありますか？

- もしないとしたら、それはどうしてなのでしょうか？

- あなたは、達成可能な目標と、それらを達成するための計画を立てたいですか？

睡眠や食事を抜く

　規則正しく構造化された一日にすることは、健康を保つのに役立ちます。

- 食事をとらなかったり、眠れなかったりということがありますか？

- もしそうなら、なぜですか？

ストレス・マネージメント

　ストレスは、日々の生活の一部であり、誰もが経験するものです。大事なのはストレスにいかに対処するかです。繰り返しになりますが、人によって、ストレスが大きいと感じる状況は、それぞれ異なります。たとえば、ある人たちには仕事に行くということが大きなストレスであるのに対し、他の人たちにとっては刺激的なことということもあります。失望を回避するためには、人生において自分自身に理にかなった期待をもつことが重要です。健康的なライフスタイルも、ストレスを管理するのに役立ちます。たとえば、規則正しく良い食事と運動をする、といったようにです。あなたにとって最もストレスとなることを同定してください。

　ストレスが生じたときには、それに対処するためのいくつかの対処法をもち、それによってストレスがあなたにさほど有害な影響を及ぼさないようにすると役に立ちます。いくつか有効な方略を以下にご紹介します。

第9章　体調を維持し、ぶり返しに対処する　235

- 自分の感情について、友だち／家族に話をする
- 運動を利用する
- リラクゼーションテクニックを用いる。たとえば、深呼吸をする、瞑想、楽しい情景を思い浮かべる、あるいは漸進的筋肉リラクゼーション、など。
- 宗教を信じているなら、ストレスを緩和するためにそれを用いる
- 「私ならできる」といったことを自分自身に言うことによって、ポジティブに考える
- 日記に自分の考えを書き、担当のワーカーと話し合う
- 過去のコーピング方略を考慮し、それらを使用する
- 自分の趣味を活用する

　ストレスに対処するための新しい方法を実験してみましょう。より多くのコーピング戦略をもてば、それだけより良く対処できます。あなたは、自分のコーピング戦略が何か見きわめましたか？

あなたのハイリスク期間

　誰の人生においても、ハイリスクな期間は幾度もあります。ハイリスク期間とは、他の期間と比べてより問題に脆弱になる可能性が高い期間です。おそらくあなた自身によって同定される外的な出来事によって、それに関連して思考、気分、あるいは感情に変化がおこるのでしょう。次のようなパターンが考えられます。

- 一年、一週間、あるいは一日のうち、症状が悪化する期間
- 特定の人に会う（例、義理の母）、特に一定期間一緒にすごすような場合（例、休日）
- 記念日——病気になった日、親しい人に先立たれたといった喪失の日（誕生日等、その人の生活における重要なイベントを含む）、病院に入院した日
- 薬の変更

- 映画やテレビを観る、音楽を聴く。それが何かを思い出させたり、何かの引き金となる場合。
- アルコールまたは薬物の使用——あるいは、一緒にいる他の人がこれらの物質を使用したときでさえハイリスクとなる

あなたのハイリスク期間は、どのようなときか、考えられますか？

ハイリスク期間についてあなたのご家族、介護者、あるいはセラピストと話し合ったことがありますか？

他の人たちに気づいてもらうことで、（そのような期間には）あなたのためにより多くのサポートをしてもらえて助かるかもしれません。特にどなたか、これらの期間にあなたにとってとりわけ力になってくれるかもしれない、とあなたが思う人がいますか？

あなたの早期警告サイン

再発に先立ち、思考、感情、そして行動に微妙な変化が生じ、しかもそれは人によって特徴的である、と示唆する根拠が存在します。これらは、早期警告サイン（EWS）と呼ばれ、先に確認したように、ハイリスク期間が引き金となる可能性があります。自分のEWSを自覚していると物事がうまくいっていない時、それに気づき、対処行動を取ることができます。あなたの以前の、病気のエピソードを思い出してみてください。とりわけ、調子が悪いことに、あなた自身、あるいはあなたの介護者が、まだ気がついていなかった期間について思い返してみてください。あなた自身が思い出せない場合には、この件についてあなたの介護者か担当ワーカーに助けを求めて一緒に話し合ってみてもいいでしょう。

第9章　体調を維持し、ぶり返しに対処する　237

　以下に、一般的な早期警告サインをリストアップしてみます。
- 思考が空回りし、感覚が鋭くなる感じがする
- 決断をくだすのに苦労する
- 妙な感覚を経験する
- 狂ってしまうのではないか、と恐ろしく感じる
- 悲しい、不安、あるいは落ち着かない感じがする
- 混乱した、あるいは途方に暮れた感じがする
- 日々の仕事に対処できない気がする
- イライラした気がする
- 眠る必要がない気がする
- 言葉がごちゃまぜになったり、奇妙な言葉ばかりが口から出てしまう
- 自分の見かけに無頓着
- 食事をしない、家から出ない
- 酒量、喫煙量が増える
- 長い間じっと座っていられず、せかせかと動き回る

　そのときあなたに関係していた思考、感情、行動は、どのようなものだったでしょうか？

　これらの症状のうちのひとつ、もしくはふたつということさえあるかもしれませんが、あなたに思い当たるものがあった場合、それは問題が現れつつあることを示唆しているかもしれません。問題が発現するとしたら、深刻になるまでに2週間から4週間かかる可能性があります。このような遅れがあることから、1週間毎、あるいは2週間毎に自分の症状を注意して見守り、何かあったらまだ初期のうちに摘み取れるよう、そのための機会をうまく設けるようにすると有効です。

238

症例研究 3

　ある若い男性は、自分のEWSが戻ってきていることを心配していました。彼の場合、最も目立つEWSとは、他の女性への興味（彼には、付き合っている女性がいました）と汚い言葉を用いる傾向でした。彼は、これらの傾向やそれに類する行動によって自分の関係を危険にさらすことのないよう心に決めていたことから、早めに介入を図りたい、と非常に熱心でした。忘れずにEWSのリストの全項目を一つ一つ見直していくことは彼には難しいことでした。そのため、私たちは、彼の「警報ベル」症状（口汚い言葉）を同定し、日用雑貨を買いに行く日に、これを心のなかで確認するよう彼に求めました。彼が忘れることなく定期的にそれを行うことにより、問題がより一層危機的状況に発展してしまうまで待たずにすむ可能性が増しました。彼はまた、自分がどのような計画を抱いているかを彼のパートナーにも打ち明けました。そして私たちは、彼のEWSと計画のコピーを彼女に渡しました。そうすることで、彼の汚い言葉が増し、彼がそれに気づかず見逃してしまうかもしれない場合に、彼女から彼に優しく思い出させてあげられるようにしたのです。彼にとってこれはうまくいき、彼はさほど心配しなくなりました。

文化的、宗教的側面

症例研究 4

　ある若い男性は、もともとジンバブエ出身で、現在は英国に住んでいます。彼には、これまでに精神病症状のエピソードが3回ありました。毎回、ケア計画が議論され、再発のサインとEWSが同定されましたが、各エピソードの最中には、早期症状が見逃されてしまいました。彼は、サービスとうまく連携して、徴候と症状を早期に同定しようと熱心でした。彼の友人が、サービスとの打ち合わせに参加し、何気なく次のようなことを口に

第9章　体調を維持し、ぶり返しに対処する　239

> しました。2回のエピソードとも、その前にこの若い男性が、一人ぼっち
> で孤独なためジンバブエに戻って家族の近くにいたい、と話していた、と
> いうのです。この件についてさらに詳しく検討したところ、この感情が、
> 彼の実際のEWSであることが明らかになりました。そしてこれが、彼のケ
> ア計画に組み込まれたのです。

　再発のサインは、人それぞれ独特です。時おりそれらは同定しやすいこ
ともありますが、場合によっては、先の例のように正常な思考や感情と混
同されてしまう可能性もあります。自分のEWSを同定する際には、すべ
ての選択肢と可能性に目を向けることが重要です。これらは、先に述べた
なかでも特にあなたの状況、文化、あるいは宗教によって規定される可能
性があります。

体調維持計画

　これは、あなたが学んだことで、何年にもわたって役立ってきたことを
基に作りあげる計画です。多くの人に、役に立つことが明らかとなった物
事が存在するものです。これらは、体調維持計画に入れられるべきです。
役に立つとして人々が典型的に同定したことを以下に示します。リストを
見て、どの項目が自分の役に立ったか見てください。あなたの個人専用の
体調維持計画には、これらの項目と、その他とりわけあなたに関連のある
項目を含める必要があるかもしれません。

　有効な戦略
1. 気分良く感じ、薬など要らないという思いが頭に浮かんだときでも、
　薬を服用する。
2. 違法薬物は、避ける。
3. 自分を忙しくさせておく。
4. パラノイア思考が浮かんだ場合には、CBT戦略を活用する。たとえば、
　それらの思考を書き出し、それを再検討する。

プランA

　次に、体調維持計画の一例を挙げます。これは、私たちがプランAと呼んでいるものです。

1. 薬を継続する。
2. 自分を忙しく保つ、とりわけ夕方は忙しくする、毎日必ず少なくとも３つ楽しい活動をする。
3. 毎週水曜日には、私のEWSを確認し、面接のテープを聴いて、自分の日記に記載されたことを読むことによって、「自己治療」を行う。
4. ３つ以上、新しい症状があった場合には、プランB（マイナークライシス・プラン）を実行する。

マイナークライシス・プラン／再発ドリル

　EWSの上昇が見られたときには、こちらの計画を（プランAに代わって）とりましょう。これは、先述のプランAのなかでは、プランBとして挙げられたタイプの計画です。

プランB

1. 自分の薬を処方された通りに服用してきたかどうか、確認してください。多くの危機は、服薬を忘れてしまったり、非常に調子が良いからその薬は必要ないと自分で判断して服薬をやめたときに起こります。もしあなたが薬の服用をやめてしまっていたならば、服用を再開してください。
2. あなたが快適でいられる活動レベルを計画します。暇をもてあまさないようにするためにより多くのことを見つけ出してください。気分が落ち込むと、やることを減らしたい気持ちに駆られるでしょうが、実際には、より多くのことをするべきなのです。活動は、計画してするべきです。あなたに達成感を与えてくれることを計画しましょう。また、何の技術がなくても楽しいことを計画しましょう。これらは、何も高価なことである必要はありません。ただし、これらの活動の効果が現れるまでには数日間かかると仮定し、2，3日は、辛抱してやり通

す必要があるかもしれません。

3. あなたの症状について、あなたが信頼している人で、力になってくれる人たち、たとえば、専門家などと気軽におしゃべりしてみてください。

4. あなたのEWSを毎日確認します。減少してきているようなら、少し気を楽にしていいでしょう。しかし、同じままであったり、上昇してきている場合には、メジャークライシス・プラン（次頁参照）を実行する必要があるかもしれません。

5. しばらく電話の受話器を外しておくことについて検討してください。

6. 背景に雑音を得るために、テレビやラジオを利用してください。

7. 推論テクニックを用います。これは、自分のもともとの考えを無批判に信じるのではなく、自分を悩ませている事柄に対して代わりの説明を考えることを意味します。

　　声や批判が聞こえている場合には、実際に人の唇の動きが見えるかどうか確認します。もし何かについて他の人、たとえば、店のアシスタントといった人に確認する必要がある場合には、「あなたは、何か言いましたか？」といったように、自由回答の質問をしてください。「あなたは、今、私を……と呼びましたか？」といった質問は、避けます。

　　普通とは違う状況にあるときは、自分自身に次のように尋ねてください。「このようなことは、ありそうか？」「こんなことは、可能性があるのだろうか？」「他の人（たとえばA先生）は、このように考えるのだろうか」。

8. あなたのパラノイア的考えや疑いは、あなた自身の心に留めておいてください。できれば、絶対的に確信がもてるまでは、人について判断を下すのは避けるべきです。どれほど相手を腹立たしく思っても、可能ならば、人に面と向かって対決する前に、2つか3つの情報源を確保するようにしてください。精神病であると人に思われた場合に生じかねないスティグマを最小限に抑えるために慎重になってください。

プランBの例

1. 自分の体調維持計画に挙げられたことはすべて行ったことを確認しま

す。

2. 楽しいことをするのに費やす時間の量を増やし、できれば、力にならない友人とは連絡を減らすようにします。

3. 2日おきにEWSを観察しましょう。減少し始めるまで、観察を続けます。

4. ケアワーカーと気軽におしゃべりするために、毎日、デイケアセンターを訪れます。

5. 1日に3回、セッション12の合理的反応のテープを聞きます。

6. 1週間以内に症状が消えない場合には、精神科医に緊急の予約を入れましょう。

メジャークライシス・プラン

　この計画は、マイナークライシス・プランではEWSが減らなかった場合や、重大な危機が生じた場合に用います。

1. 薬を処方された通りに服用していることを確認します。

2. 体調維持計画にあることと、マイナークライシス・プランにあることをすべて行ってきたことを確認します。特に、充分に睡眠を取り、アルコールを過剰に摂取していないこと、および自分を忙しく保っていることを確認してください。

3. 専門家の助けを求めてください。

　　医師A：＿＿＿＿＿＿＿＿先生　　TEL：＿＿＿＿＿＿＿＿＿＿＿

　　医師B：＿＿＿＿＿＿＿＿先生　　TEL：＿＿＿＿＿＿＿＿＿＿＿

　　担当のワーカー：＿＿＿＿＿さん　　TEL：＿＿＿＿＿＿＿＿＿＿＿

4. いったん専門家の助けを求めたら、何とかうまくやって、自分のためになるように努力することが重要です。これは、気分を悪化させるだろうとわかっていることは避ける一方で、気分を改善するのに役立つだろうとわかっていることをすべて行い続けることによって可能となります。

役に立つ行動

　以下に、あなたに役立つ行動をリストアップしてみましょう。

1.

2.

3.

4.

要約：体調維持計画

　次に、あなた自身の調子を良く保つのに役立つと思われる対処法のリストを紹介します。

1. ストレスを最低限に抑えるようにします。これは、ストレスの大きな状況を避けるか、少なくともそのような状況を最小限に抑えるよう努力することを意味します。

2. 充分な睡眠をとっていることを確認してください。というのは、疲労は、症状を悪化させる可能性があるからです。身体的に調子が悪いときや家族と言い争いをしたとき、あるいは何かの理由で心配したり、興奮したとき、といった時に、睡眠不足から症状の悪化がおこりやすくなります。

3. 服薬を継続してください。状態がすごく良いときでも服薬を守ってください。なぜなら薬を飲むことでよく眠れるようになり、ストレスが減るからです。また、将来、さらなるストレスを受けた場合に、自分を守るのにも薬は役立ちます。薬による副作用が心配だったとしても、

その心配のほとんどは、薬によるというよりも、むしろ病気の一部である可能性のほうが高いのです。

4. 違法薬物は、引き続き避けてください。これらの薬は、声や妄想を悪化させる原因となります。

5. 暇を持て余すことのないよう自分を忙しく維持するよう努めてください。この点で、仕事は明らかに役立つでしょう。しかし、たとえ仕事をしていなかったり、病気であっても、努めて自分自身を忙しく保つようにすべきです。

6. 病気や感染症は、睡眠に影響を与え、したがってストレスのレベルに影響を及ぼす可能性がありますから、関心をもって治療してください。治療可能な症状がある場合は、薬を服用してください。たとえば、せき止めの調合薬などです。睡眠に影響を及ぼしかねない感染症やその他の病気に悩まされている場合には、家庭医の診療を受けることも検討してください。

7. 二日酔いは避けます。これは、摂取するアルコールの量を減らすことを意味するかもしれませんし、あるいは、寝る前に余分な水分と鎮痛剤の摂取が必要となる、ということもあるでしょう。何かに対処するためにアルコールを飲むという誘惑に駆られないようにしてください。

8. EWSを毎週観察してください。EWSを注意して見守り、大きなぶり返しの可能性を減らすために早々に手を打つようにすることは価値があります。

9. いきなり結論に飛んだり、周りの人があなたについて話して悪口を言っているのではないかと環境を入念に調べたりする傾向が自分にはある、ということを自覚してください。こうしたことは、真実ではない可能性がある、ということを忘れないでください。冷静さを保ち、疑い深く行動しないほうがいいでしょう。他人の意図について結論を下すまでに、できるかぎり多くの本当の証拠を集めるようにしてください。現実的な情報を集めるために、本書のなかの質問を利用してください。

本書のなかの認知療法技法は、専門家の助けを得て用いるのが最善である

ことを忘れないでください。説明されたテクニックは、危険なものではありません。しかし時おり、状況が改善する前に若干悪化する可能性があるのです。もしあなたの精神健康に何らかの悪化が見られた場合には、専門家か家庭医にアドバイスを求めてください。

参考文献

Zubin, J. & Spring, B. (1977). Vulnerability: a new view of schizophrenia. *Journal of Abnormal Psychology*, **86**(2), 103–24.

監訳者あとがき

　この本は、ダグラス・ターキントンら、精神病の認知行動療法のエキスパートたちによる『Back to Life, Back to Normality：Cognitive Therapy, Recovery and Psychosis（直訳：人生への帰還、正常への帰還。認知療法とリカバリーと精神病）』（Cambridge University Press, 2009）の全訳です。統合失調症などの精神病を発症すると、それまでの生活がずいぶんと変わってしまい、何が「ふつう」なのかがよくわからなくなってしまうことが往々にしてあります。困りごとを「気のせい」と言われたりしているうちに、わかり合えないまま、周囲の人との間に誤解や不信感の悪循環ができあがってしまうこともあります。本書は、そんなさなかにある当事者や、支える家族や援助職を念頭において書かれました。題名の示す通り、精神病の渦中にいる状態から関連情報を得たり、認知療法のやり方を利用して、自分にとっての「ふつう（あたりまえ、正常）」を取り戻し、リカバリーに役立ててもらえればという趣旨で構成されています。

この本は、精神病にまつわるこのような疑問に答えます：
○ なぜ私にこんなことが？　なぜ、今、こんなことに？
○ いったいどこから手をつけたらいいの？
○ 良い状態を維持するには？
○ ぶり返しに対処するにはどうしたらいいの？

そのために、以下の内容が含まれています：
○ 症状をコントロールし、再発を防ぐためのテクニックの紹介
○ コーピングや、気づきのスキルを高めるための演習
○ 家族や介護者が、精神病で苦しんでいる人に、どのように話しかけ、どのように手を差しのべたらいいのかについての提案
○ 精神保健の専門家が、認知療法のテクニックを患者さんに紹介したいときに、リソースとして使うことのできる説明

認知療法は、苦痛な体験を整理して、対処し、心を穏やかに保つためにとても役立つ方法です。精神病の体験に対して使われるようになったのは、むしろ最近で、もともとはうつ病や不安障害の症状に対して効果が示されてきました。立場（患者か介護者か）や、障害の種類はちがっても、それがつらい体験となって、人生を先に進めるのを妨げているときに使える方法です。本を読みながら一人で学ぶことも不可能ではありませんが、認知療法が役に立つのは、たいてい、心が苦しく、余裕がないときですから、専門家と一緒に取り組んだ方が、しっかりと身につきます。そうは言っても、いきなり専門家のところに行くのもなんだか敷居が高い場合もあるでしょう。そんなときに、大体どのようなことをするのかのイメージをつかむのに、この本は役立ちます。あるいは、精神病の認知療法は受けたことがあるけれど、細かいことは忘れてしまったという場合でも、記憶のリフレッシュに本書の内容を役立てることができるでしょう。

出版にあたっては、星和書店の石澤雄司氏、近藤達哉氏に大変お世話になりました。遅々として進まぬ監訳作業を忍耐強く支えてくださった両氏に深く感謝いたします。

2016 年 4 月
菊池安希子

索　引

【あ行】

安全行動　108
陰性症状　117, 118, 120, 121, 122, 144, 152
エネルギー欠乏症　118

【か行】

介護者　195
会話不能（アロギー）　118
過大評価　78
活動スケジュール　126
感情鈍麻　119
感情表出　199, 203
気分症状　145
恐怖症　61
クライシスプラン　172
クロザピン　158
結論への飛躍　71, 78
原因帰属スタイル　71
攻撃性　153
抗精神病薬　147, 150, 155, 159, 160, 164
行動実験　82
声日記　95, 96, 98, 99, 100
コーピング　86
コーピング方略　103, 104, 109

5領域モデル　219

【さ行】

再発ドリル　240
思考記録　78
支持する証拠　83
事前指示書　172
自尊心　111
実験　83
自動思考　3, 5, 13, 36, 39
条件つき信念　187
錠剤　149
推論テクニック　241
スキーマ　181, 182, 190, 191
ストレス　210
ストレス・マネージメント　214, 234
ストレス脆弱性　231
ストレス脆弱性モデル　178, 189
脆弱性　212, 213
正常　21, 33, 34, 36, 42, 44, 48, 53
早期警告サイン（EWS）　236

【た行】

体調維持計画 239, 243
タイムライン 26, 28, 190
タスクの階層化 125
中核信念 181
注射剤 149
定式化 216

【な行】

認知機能 144
認知のゆがみ 185, 187

【は行】

ハイリスク期間 235
パラノイア 44, 51, 52, 53, 55, 57, 58, 59,
　　62, 63, 67, 68
パワー・クエスチョン 138
反する証拠 83
標的症状 145
副作用 164, 166, 167
変性体験 143, 152

【ま行】

マイナークライシス・プラン 240
無快楽症（アンヘドニア）118
メジャークライシス・プラン 242
妄想 62

【や行】

薬物療法 77, 136, 171
陽性症状 144

【ら行】

リカバリー 1

●著者について

Douglas Turkingtonは、英国ニューキャッスルで活躍中の精神科医です。彼は、ノーサンバーランド州Royal Victoria Infirmaryのリエゾン精神科サービス及びTyne and Wear NHS Trustと共同で研究しています。彼はまた、ニューキャッスル大学の心理社会精神医学の教授でもあります。

David Kingdonは、英国サウサンプトンで活躍中のコミュニティ精神科医です。彼は、サウサンプトン大学でMental Health Care Deliveryの講座をもっています。

Shanaya Rathod は、一般成人精神科におけるコンサルタント精神科医であるとともに、英国のMid Hants and Eastleigh Locality of the Hampshire Partnership NHS Trustの副医長でもあります。

Sarah K.J. Wilcockは、英国クリーブランド州レッドカーに拠点を置く、the Assertive Outreach Team of Tees, Esk and Wear Valleys NHS Trustの上級プラクティショナーです。彼女は、重篤で、持続的な精神病に苦しむ人びとと、そのご家族、および介護者とともに取り組んでいます。

Alison Brabban は、英国のイングランド北東にある Tree, Esk, and Wear Valleys NHS Trust 内の the Early Intervention in Psychosis Team の臨床心理学者です。

Paul Cromartyは、英国カンブリア大学のCBTコースのCourse Directorであるとともに、Newcastle Cognitive and Behavioral Therapies Centreの Honorary Clinical Specialist です。

Robert Dudleyは、心理学者であり、英国サンダーランドに拠点を置く、the South of Tyne Early Intervention Psychosis Teamのチームリーダーを務めています。

Richard Grayは、英国ノリッジで活動する、メンタルヘルス看護師です。彼は、イースト・アングリア大学のNursing Related to Researchの教授です。

Jeremy Peltonは、英国、Innovex Health Management Servicesの看護師マネージャーです。

Ron Siddleは、心理学者であり、the Early Interventions Service at Cumbria Partnership NHS Foundation Trustの臨床チームリーダーです。

Peter Weidenは、米国イリノイ州にあるシカゴ大学において統合失調症研究の研究代表者を務めています。

●訳者について

菊池安希子（きくち あきこ）

博士（保健学）、臨床心理士、精神保健福祉士

1995年、東京大学大学院医学系研究科保健学専攻博士課程単位取得済み退学後、明治学院大学非常勤講師、関東労災病院精神科外来臨床心理技術者、国立精神・神経センター精神保健研究所流動研究員などとして勤務。2002年、東京大学保健センター助手。2004年より国立精神・神経センター精神保健研究所司法精神医学研究部室長。2005年、マンチェスター大学臨床心理学科にて、ニコラス・タリア教授より精神病の認知行動療法を学ぶ。現在、国立精神・神経医療研究センター精神保健研究所司法精神医学研究部室長（社会復帰研究部 併任）。専門分野は司法心理療法、統合失調症の認知行動療法。

訳書：『統合失調症のための集団認知行動療法』（監訳、星和書店、2008）、『命令幻聴の認知行動療法』（監訳、星和書店、2010）、『精神病かな？と思ったときに読む本：認知行動療法リソース・ブック（翻訳、星和書店、2012)』など。

佐藤美奈子（さとう みなこ）

翻訳家。英語の学習参考書、問題集を執筆。

1992年名古屋大学文学部文学科卒業。

訳書：『わかれからの再出発』（増補改訂第2版）『いやな気分よ、さようなら』『虹の架け橋』『食も心もマインドフルに』『家族のための摂食障害ガイドブック』『認知療法全技法ガイド』『BPD（＝境界性パーソナリティ障害）をもつ子どもの親へのアドバイス』（いずれも共訳、星和書店）など。

リカバリーをめざす統合失調症の認知行動療法ワークブック

2016年8月19日　初版第1刷発行

著　　者　ダグラス・ターキングトン ら
訳　　者　菊池安希子、佐藤美奈子
発 行 者　石澤雄司
発 行 所　株式会社 星 和 書 店
　　　　　〒168-0074　東京都杉並区上高井戸1-2-5
　　　　　電話　03（3329）0031（営業部）／ 03（3329）0033（編集部）
　　　　　FAX　03（5374）7186（営業部）／ 03（5374）7185（編集部）
　　　　　http://www.seiwa-pb.co.jp

ⓒ 2016　星和書店　　　Printed in Japan　　　ISBN978-4-7911-0939-5

・ 本書に掲載する著作物の複製権・翻訳権・上映権・譲渡権・公衆送信権（送信可能化権を含む）は（株）星和書店が保有します。
・ JCOPY 〈(社)出版者著作権管理機構 委託出版物〉
　本書の無断複写は著作権法上での例外を除き禁じられています。複写される場合は，そのつど事前に（社）出版者著作権管理機構（電話 03-3513-6969，FAX 03-3513-6979, e-mail：info@jcopy.or.jp)の許諾を得てください。

命令幻聴の
認知行動療法

[著] サラ・バーン、マックス・バーチウッド、ほか
[監訳] 菊池安希子
[訳] 朝波千尋、岩﨑さやか、古村 健、山本哲裕
A5判　232頁　2,800円

問題も苦痛も多大な統合失調症の命令幻聴に対する革新的な認知療法
マニュアルである。8つの適用事例を軸に，この治療法の手順、有効性、
課題が示され，実践的な介入の概要が把握できる。

精神病かな？
と思ったときに読む本

認知行動療法リソース・ブック

[著] A・P・モリソン、J・C・レントン、ほか
[訳] 菊池安希子、佐藤美奈子
四六判　304頁　2,000円

「もしかして精神病」と思ったら？　何が起きているかを理解し、回復
への変化を起こす認知行動療法のやり方をステップごとに解説。ワーク
シートだけでなく診断にまつわる謎などの情報も満載！

発行：星和書店　http://www.seiwa-pb.co.jp　価格は本体（税別）です

統合失調症のための
集団認知行動療法

[著] エマ・ウイリアムズ [訳・監訳] 菊池安希子
[訳] 下津、井筒、朝波、今村、岩﨑、佐藤、小林
A5判 240頁 本体価格 3,500円

本書は、統合失調症の集団認知行動療法プログラムのマニュアルである。多職種で構成される臨床現場で使用しやすいように、理論、アセスメント、実践モジュールの3部構成になっている。

妄想・幻声・パラノイアへの
認知行動療法

[著] P・チャドウィック、M・バーチウッド、P・トローワー、ほか
[訳] 古村 健、石垣琢麿 A5判 304頁 2,900円

認知行動療法の適用を，統合失調症へと広げる。心理学的介入の効果が乏しいと考えられてきた妄想や幻聴への認知行動的アプローチを紹介。精神科臨床に携わるすべての職種に役立つ実践的な1冊。

発行：星和書店 http://www.seiwa-pb.co.jp 価格は本体(税別)です

統合失調症の
早期発見と認知療法
―発症リスクの高い状態への治療的アプローチ―

［著］フレンチ、モリソン
［訳］松本和紀、宮腰哲生
A5判　196頁　本体価格2,600円

統合失調症を発症するリスクの高い人々への早期の介入方法として、認知療法が注目を集めている。豊富な事例をもとに認知療法による早期介入について解説した初のガイドライン。

社会認知ならびに
対人関係のトレーニング
（SCIT：Social Cognition and Interaction Training）
治療マニュアル

［著］D・ロバーツ、D・ペン、D・コームズ
［監訳］中込和幸、兼子幸一、最上多美子
B5箱入　176頁　DVD・CD-ROM付き　6,800円

統合失調症でよくみられる社会認知の障害は、社会機能の低下と関連している。本書は、社会認知障害を治療標的とし、その改善と対人関係のトレーニングを行うためのマニュアルである。付録にDVD, CD-ROM付く。

発行：星和書店　http://www.seiwa-pb.co.jp　価格は本体（税別）です